DM Tripson

# The Magic Mushroom User's Guide

edizione italiana

La guida definitiva per la comprensione e l'uso dei funghi magici

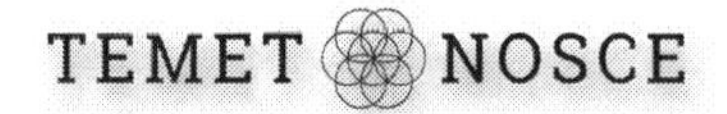

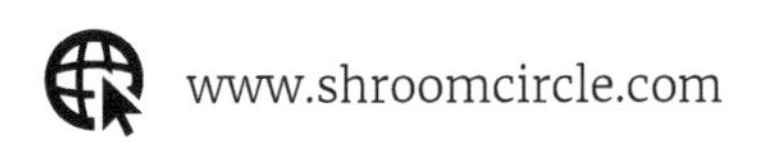

www.shroomcircle.com

**The Magic Mushroom User's Guide**

edizione italiana

**La guida definitiva per la comprensione e l'uso dei funghi magici**



1ª edizione **1 Settembre 2019**

ISBN: 9781689353878

Nel libro ci sono numerosi approfondimenti testuali e video tramite indirizzi web abbreviati con il servizio tinyurl.com, che riduce un indirizzo molto lungo a pochi caratteri affinché ti sia più semplice inserirli nel browser del dispositivo che userai.

Questa abbreviazione è composta da 3 parti:

1. https:// puoi non digitarla perché i browser la completano automaticamente;
2. tinyurl.com/ va scritta, ma è breve e sempre uguale per tutti gli indirizzi;
3. una serie di 7 o 8 tra numeri e caratteri da scrivere, questi ultimi sempre minuscoli, così che siano più facili da digitare delle sequenze in cui le lettere sono sia maiuscole che minuscole.

In alternativa puoi accedere a una pagina sul mio sito dove trovi tutti i link cliccabili, senza doverli digitare ogni volta.

Nella stessa pagina di seguito ho inserito anche i libri consigliati in Bibliografia.

Accedi digitando:
**https://tinyurl.com/4suusmc6**

Oppure inquadra il **QR-Code** qui accanto

## Nessun consiglio medico o psicologico

Le informazioni contenute nel libro non sono destinate a sostituire i consigli medici e non costituiscono pratica medica o psicologica.

Non devi affidarti a queste informazioni come sostituto di una visita medica, né come suggerimenti medico professionali, né tanto meno possono costituire una diagnosi o un trattamento.

L'autore declina ogni responsabilità per eventuali azioni o inazioni del lettore che si basi sulle informazioni presentate in questo libro.

Cerca sempre il consiglio del tuo medico, o di un altro operatore sanitario qualificato, per qualsiasi domanda tu possa avere riguardo una condizione medica e di salute fisica e mentale.

"La mia vita è la storia di un'autorealizzazione dell'inconscio. Tutto ciò che si trova nel profondo dell'inconscio tende a manifestarsi al di fuori, e la personalità, a sua volta, desidera evolversi oltre i suoi fattori inconsci che la condizionano, e sperimentare sé stessa come totalità."

(C.G.Jung)

Questo libro è dedicato con ammirazione e rispetto a Terence McKenna, grande esploratore della coscienza e impareggiabile psiconauta, un arguto visionario a cui devo tanto.

Ancora di più devo a Italo Cillo - Rishi Chony Dorje, il mio insegnante spirituale per pochi anni, un essere luminoso e amorevole, ricco di tutte le migliori qualità umane, mi ha aperto al contatto con un mondo che neanche immaginavo esistesse. Ci ha lasciati nel 2016. A lui la mia dedica e tanta gratitudine, spero di incontrarlo ancora in questa vita senza inizio e senza fine.

Infine lo dedico a tutti i fratelli e sorelle che ho incrociato sul mio cammino con le Piante Maestre, e non solo.

# Indice

# Prefazione

In una fase avanzata dell'editing di questo libro ho pensato che sarebbe stato opportuno chiedere il parere di un avvocato penalista, infatti il soggetto di cui tratto è vietato dalla legge non solo nella mia nazione, ma anche nella quasi totalità dei paesi del mondo.

Ho trovato un legale a cui ho inviato il testo, ho avuto due risposte: una buona e una cattiva. Quella buona è stata che il libro è piaciuto molto, quella cattiva è stata l'elenco degli articoli del Codice Penale che potrei violare con la pubblicazione di questo testo.

Istigazione a delinquere, proselitismo, propaganda (anche indiretta). Queste sono alcune delle violazioni a cui potrei andare incontro perché ho scritto di una sostanza elencata nella legge che disciplina gli stupefacenti e le sostanze psicotrope.

All'inizio mi sono spaventato, poi mi sono arrabbiato, perché è ingiusto e sbagliato mettere i funghi nella stessa tabella in cui ci sono cocaina ed eroina, è un'assurdità per tanti motivi. È sufficiente dire che i funghi non danno dipendenza e assuefazione, inoltre non è possibile assumerli più di una volta alla settimana perché altrimenti non farebbero effetto; infine la dose potenzialmente letale è così tante volte più alta della dose attiva che è fisicamente impossibile morire mangiando i funghi magici.

La dose psicoattiva più comunemente assunta sta tra 1 e 3 grammi di funghi secchi, mentre una persona che pesa 70 Kg avrebbe il 50% di possibilità di morire se mangiasse circa 2 Kg di funghi secchi, oppure 20 Kg di funghi freschi. È impossibile anche per chi volesse comparire sul Guinness dei Primati, ci sono limiti fisiologici insuperabili.

Com'è possibile accomunarli alla cocaina o all'eroina che sono oggettivamente pericolose? Conoscevo personalmente diverse persone che sono morte a causa dell'eroina, ne conosco altre che hanno avuto la vita rovinata dalla cocaina, ma non so di nessuno che possa dire qualcosa di male dei funghi.

Ho deciso quindi di fare delle ricerche, scoprendo che nel mondo in oltre 60 anni sono stati rilevati solo 3 decessi legati ai funghi magici - per l'interazione della sostanza farmacologica con l'organismo e non per incidenti o come conseguenze di comportamenti pericolosi in stato di alterazione mentale. L'unico inequivocabilmente causato dai funghi è del 2012 e riguarda una giovane di 24 anni, che però aveva subito un trapianto cardiaco 10 anni prima (i problemi cardiaci sono uno dei motivi importanti per cui non si deve assumere psilocibina); il secondo caso è successo nel 1996 in Francia, ma è una questione molto controversa perché non è stato accertato con sicurezza che la causa di morte fossero i funghi, mentre il terzo evento letale riguarda un bimbo di 5 anni, altro caso controverso perché quasi certamente aveva mangiato anche funghi velenosi. Quella giovane donna non sarebbe morta se avesse potuto leggere questo libro, altro che propaganda e proselitismo.

Nel 2009 in Olanda hanno vietato la vendita di funghi magici come conseguenza della grande pressione mediatica per la morte di una ragazza francese in gita scolastica nella primavera del 2007. Questa povera ragazza aveva acclarati problemi psichiatrici (altro motivo che vieta l'assunzione di psichedelici), ma non è certo che avesse mangiato funghi - la successiva autopsia fatta in Francia non ha rilevato nessuna sostanza nel suo corpo - però era stata vista con alcuni suoi compagni che forse li avevano assunti. Di fatto si è buttata da un ponte, poi la tempesta si è scatenata contro i funghi fino ad arrivare alla proibizione.

Ogni anno in Europa muoiono quasi 130.000 persone per incidenti stradali, oltre il 30% sono giovani con meno di 30 anni, mentre 2.400.000 persone sono ferite o rese disabili: proibiamo le automobili? Se volessimo proiettare questi numeri su 60 anni, solo per fare un paragone con lo stesso periodo di tempo considerato per valutare i funghi, sarebbe come confrontare due guerre mondiali con un bisticcio tra bambini alle elementari.

Ma di cosa stiamo parlando, di una sostanza pericolosa? Milioni e milioni di persone hanno assunto funghi magici e solo tre persone sono morte, casi controversi e affatto certi.

Siamo obbligati a farci iniettare vaccini il cui contenuto è oggetto di polemiche per la presenza di metalli pesanti e altre sostanze tossiche, contestati da molti per la loro discutibile efficacia, combattuti da tanti che sostengono la relazione diretta con i casi di autismo in crescita, ma non possiamo assumere una sostanza assolutamente sicura e naturale per esplorare la nostra coscienza? L'associazione tra funghi e vaccini non è arbitraria, entrambe sono sostanze introdotte nel nostro corpo, solo che quella artificiale (controversa) è obbligatoria mentre quella naturale (sicura) è vietata.

Accetto che molti possano avere un atteggiamento di rifiuto verso le sostanze psicotrope, ma proprio per questo non accetto che un'avversione ideologica limiti chi la pensa diversamente. Non voglio mettermi su un piano di confronto al ribasso, per esempio dire che alcol e tabacco sono più pericolosi eppure sono liberi, ma voglio invece ribadire che la sostanza è oggettivamente sicura e ha una lunga tradizione d'uso sacro e cerimoniale, che non induce dipendenza e neppure ne permette un utilizzo frequente; inoltre molti che l'hanno provata non l'hanno mai più assunta, è una sostanza sicura ma spesso non gradevole negli effetti che provoca.

Questi sono dati oggettivi, il confronto dovrebbe essere fatto su questi elementi e non su ideologie che basano le loro posizioni su fatti ripetutamente smentiti da innumerevoli ricerche ed esperienze scientifiche. È ovvio che non si possano guidare mezzi di nessun tipo sotto l'effetto di sostanze psicotrope, ma a parte questo caso specifico già proibito dalla legge, perché mai non potrei assumere i funghi mentre sono al sicuro in casa o in un contesto naturale? Qual è il problema per gli altri? Perché mai dovrei essere punito se non creo problemi e non faccio danni a nessuno e neppure a me stesso? La legge dovrebbe "punire" solo se causi danno a persone o cose, nessuno dovrebbe essere punito senza aver violato questo principio basilare.

In una nota conferenza di TED lo scrittore Graham Hancock ha parlato di "Guerra alla Coscienza", ed è questo il punto. L'uomo moderno è addormentato, ma crede di essere superiore all'umanità del passato solo perché oggi ci sono stati grandi progressi tecnologici, quando in realtà ha perso il contatto con sé stesso, con il sacro e con le sue origini, che sono dentro la Natura e non in opposizione a essa.

Il Darwinismo, cioè la teoria per cui la competizione seleziona il migliore, era già stata sconfessata dallo stesso Darwin, infatti è stato più volte dimostrato che la natura procede per collaborazione e non per competizione. Ma nonostante ciò questa teoria è ancora insegnata affinché si possa continuare a sostenere che se qualcuno prevale su molti è giusto e normale, perché è una legge naturale!

Questo pensiero dominante "neoliberista" permette lo sfruttamento indiscriminato delle risorse del pianeta, l'inquinamento, le guerre, ma anche il successo mondiale di aziende che producono droghe che alterano lo stato di coscienza in modo da renderci controllabili, docili e fondamentalmente malati. Si tratta di zucchero, alcol, tabacco, psicofarmaci, stimolanti come il tè e il caffè, tutte sostanze di cui c'è un abuso generalizzato, che di fatto ottundono intelligenza e coscienza oltre a causare numerosi problemi di salute.

Hancock nel suo intervento rivendica il diritto di poter scegliere e usare sostanze sacre e tecniche millenarie per esplorare il nostro mondo interiore, sostiene la necessità di ritornare in contatto con Madre Terra e di prenderci cura del nostro pianeta, di cui siamo parte al pari di tutti gli esseri viventi che lo abitano. Devi assolutamente vedere il suo intervento, trasmette il suo sentire al pubblico in modo forte ed efficace, ogni volta che lo vedo mi emoziono: **https://tinyurl.com/ll6oset**

Condivido le sue argomentazioni, le Piante Sacre sono uno straordinario strumento per la terapia e per l'evoluzione della coscienza, ma sono molto pericolose per chi invece vuole mantenere le persone manipolabili, inquadrate e addormentate. Le Piante Sacre usate dalle millenarie tradizioni di tutto il pianeta non sono affatto sostanze ricreative, a meno che qualcuno consideri desiderabili nausea, vomito e diarrea, così frequenti durante queste esperienze.

Il nostro problema come società è aver perso la connessione con lo Spirito e con il Sacro. Uno dei rimedi a nostra disposizione è riappropriarci dell'uso di queste sostanze per fare un profondo lavoro di riconnessione e guarigione interiore; questo è il senso e lo scopo dell'esistenza di tutte queste sostanze miracolose, di cui i funghi psilocybe sono i più naturali e disponibili rappresentanti per il nostro mondo occidentale.

Secondo il mio avvocato i rischi ci sono, pubblicare il testo così come lo avevo scritto mi potrebbe esporre alla possibilità di processo, detenzione fino a 6 anni e infine il pagamento di cospicue pene pecuniarie. Libro sequestrato ovviamente, ma quello sarebbe il minore dei danni.

Inserire una ricca bibliografia e citare le fonti forse non mi proteggerebbe, probabilmente una soluzione sarebbe stata la trasformazione del saggio in una storia di fantasia, una sorta di romanzo con dei personaggi che vivono e raccontano quello che avevo descritto nel testo originario. Se è un romanzo puoi scrivere cose efferate, esiste anche il caso letterario della biografia di un moderno cannibale giapponese, addirittura celebrato dai media, ma parlare di funghi psicoattivi no. L'altra alternativa sarebbe stata di trasformarlo in un saggio accademico rivolto a pochi studiosi - se avessi avuto i titoli per poterlo fare - togliendo ogni riferimento a consigli pratici.

A parte la fatica fatta fino a quel momento, completamente inutile perché avrei dovuto riscrivere tutto da capo, secondo me il vero problema era che sarebbe venuto meno il motivo per cui avevo scritto questo testo, cioè *informare*. Una storia romanzata non è efficace per trasmettere informazioni, così come in pochi si addentrano in dotti saggi complicati e faticosi da leggere, soprattutto nessuno li legge tra quelli che vorrebbero provare i funghi magari per semplice curiosità, senza sapere che non sono affatto sostanze ricreative ma potenti strumenti di indagine interiore. Sono rari quelli che passano mesi a leggere e informarsi prima di fare la prima esperienza, la maggior parte resta in superficie e per questo rischia diversi problemi, anche seri. È necessario informare in modo corretto ma semplice, accessibile a chiunque, solo così si possono evitare danni.

Ho passato diversi giorni a interrogarmi, cosa fare? Rischio? Riscrivo? Lascio perdere?

Mentre riflettevo ho rammentato che tutte le persone che mi hanno raccontato di avere preso i funghi avevano una cosa in comune: nessuno aveva la più pallida idea della quantità assunta. Nessuno vuol dire neanche uno. È incredibile che questo possa avvenire con una sostanza che ha effetti molto particolari, che cambiano molto in relazione alle quantità assunte. Non potevo arrendermi, dovevo condividere le mie esperienze e informare al meglio sui rischi e sulle precauzioni indispensabili per chi avesse voluto ignorare la legge e provare comunque. Parlando con tante persone ho avuto la sensazione che possano essere davvero molti.

È istigazione questa? Mi sembra una follia, così come è folle chiudere gli occhi facendo finta che al mondo ci siano solo persone che rispettano le leggi. La premessa sembra interessante, cioè se rispetti le leggi non ti puoi fare male, ma il presupposto è aberrante, cioè se non le rispetti peggio per te, se rischi e muori o hai seri problemi sono solo affari tuoi. Questo è un atteggiamento cinico e stupido, molto neoliberista. Se fosse tuo figlio a provarli di nascosto senza sapere esattamente che cosa sta facendo? Non è meglio che sia informato e possa eventualmente capire che è meglio lasciar perdere? Oppure provare in totale coscienza e sicurezza?

La sostanza è sicura dal punto di vista fisiologico, ma ci possono essere particolari problemi fisici e psicologici che ne proibiscono l'assunzione, ed è ovvio che sia così, vale lo stesso per molti comuni prodotti alimentari. Sono morte più persone mangiando noccioline che funghi magici. È normale che si debbano conoscere le eventuali controindicazioni dei prodotti alimentari, che devono quindi essere divulgate e soprattutto conosciute dai diretti interessati.

Per esempio, ti sembra strano non poter assumere funghi se hai l'epilessia o problemi cardiaci o problemi psichiatrici? È una sostanza che stimola il cervello, il sistema nervoso e quello cardiocircolatorio, quindi è comprensibile che sia così, ma è indispensabile saperlo. Qualcuno deve spiegare in maniera sincera e credibile tutto quello che serve sapere. Per questo motivo ho deciso di pubblicarlo esattamente come l'ho scritto. Voglio proteggere le persone - e i funghi - da un uso sconsiderato e pericoloso, nessuno si dovrebbe far male e nessuno dovrebbe infamare ingiustamente i Funghi Sacri.

Questo è coraggio o incoscienza? Nessuno dei due, io credo e applico quello che diceva Thomas Jefferson: "Se una legge è ingiusta, un uomo non ha solo il diritto di disobbedire: è suo dovere farlo."

Comunque vada sarà stato per una buona causa, ho paura ma solo così potrò esercitare il mio coraggio e fare quello in cui credo per il beneficio di tutti. Fai tesoro di quello che ho scritto, ci sono istruzioni, avvertenze, informazioni ma anche e soprattutto le indicazioni per un percorso di esplorazione interiore e di conoscenza di sé. È una strada irta e stretta, come la vita, è per pochi ma è l'unica che vale la pena percorrere: conosci te stesso.

# Introduzione

I Funghi Psilocybe sono un dono che la Natura ci ha fatto per aiutare e sostenere la nostra evoluzione personale e spirituale, contrariamente a quanto comunemente si crede non sono affatto una sostanza ricreativa. Credo sia difficile fare un'esperienza peggiore di andare in discoteca dopo avere assunto una dose di funghi magici, oppure interagire con qualcuno al culmine dell'intensità dell'effetto psichedelico.

La Psilocibina non è una droga, così come non lo sono tutte le principali sostanze naturali psicoattive usate da millenni in tutto il mondo. Le più note e importanti sono la DMT, la mescalina e l'ibogaina, ma l'elenco è numeroso e tutte hanno in comune di non essere facili o peggio ancora ricreative. Se cerchi solo il divertimento o lo sballo i funghi non sono per te, se vuoi l'evasione evita i funghi perché loro ti mettono impietosamente di fronte alla realtà più vera di tutte: te stesso.

Il primo contatto con queste sostanze sacre avviene a livello fisico, quindi conoscere la sostanza e le proprie condizioni psicofisiche è fondamentale per evitare problemi e conseguenze anche molto serie. Tutta la parte introduttiva è dedicata alle controindicazioni da leggere con attenzione, in particolare le condizioni di salute fisica e psicologica che vietano categoricamente l'uso di funghi.

Per sapere come fare - e cosa non fare - bisogna avere le informazioni di base. Quanti ne prendo? Come? Dove? Funghi o tartufi? Che differenze ci sono? E la Psilacetina? La musica? Dove trovarli? E il microdosing? Queste sono alcune delle domande che mi sono fatto - e mi hanno fatto - in questi anni, a cui magari anche tu hai cercato risposta sul web.

Nell'era di internet è facile trovare informazioni su qualsiasi argomento, ma se ne trovano così tante che riconoscere quelle effettivamente utili e di valore non è semplice, specie se conosci poco o nulla sull'argomento. Questo libro integra le migliori informazioni che si trovano sui libri e online con le tante esperienze fatte in prima persona. Inoltre qui troverai informazioni e riflessioni mai pubblicate prima d'ora, sono il risultato di una sintesi personale tra le esperienze con i funghi magici e altri appassionanti argomenti di frontiera.

Questo testo è pensato per essere utile a chi vorrebbe avvicinarsi ai funghi magici ma non sa da che parte iniziare e soprattutto non sa a chi credere dopo avere cercato informazioni sul web. Ho preparato anche una "Guida Rapida" che trovi alla fine del libro, dove descrivo l'essenziale in poche parole, argomenti che sviluppo in dettaglio nella prima parte pratica e informativa.

Ricorda, il contenuto della Guida Rapida è molto importante, le indicazioni contenute sono solo quelle fondamentali che ripeto e sviluppo in tutto il libro, ma se leggerai solo quelle ti prego di seguirle letteralmente. La funzione principale di questa Guida Rapida è di essere un riassunto facilmente consultabile durante il periodo di avvicinamento e scoperta, per evitare problemi e danni psicofisici.

Grazie per l'attenzione.

## Avvertenze necessarie e importanti

Questo libro non è stato scritto per promuovere l'uso di sostanze psicoattive legali o illegali, l'intento è solo e soltanto la riduzione o eliminazione dei danni da assunzione fatta senza cognizione di causa.

Questo libro non incoraggia le attività illegali, qualsiasi informazione è fornita solo per educazione e informazione. Questo libro non dà consigli medici o psicologici.

Queste non sono solo dichiarazioni obbligatorie, come puoi immaginare l'uso inconsapevole delle sostanze psichedeliche può essere molto pericoloso, oltre che vietato dalla legge. Nonostante i divieti sanciti per legge molte persone violano le regole stabilite, questo è un dato di fatto di cui non si può non tenere conto. L'essere umano trasgredisce leggi e regole da sempre. Consapevole di ciò, questo libro serve per informare e descrivere i rischi in cui si può incorrere, al fine di evitare danni o peggiori conseguenze per sé stessi e per gli altri.

La Psilocina, il principio psicoattivo presente nei cosiddetti "Funghi Magici", è illegale in Italia, così come sono illegali tutte le sostanze naturali e sintetiche che hanno una base triptamminica, quelle che includono nella loro struttura molecolare la DMT.

La N,N-dimetiltriptammina (N,N-DMT o DMT) è una triptammina psichedelica endogena (cioè di origine interna all'organismo), presente in molte piante e nel fluido cerebrospinale degli esseri umani, sintetizzata per la prima volta nel 1931. Strano ma vero, qualcosa che ci compone è illegale.

Se una sostanza è illegale, allora il possesso, commercio e uso sono puniti dalla legge, e lo scrivente non può e non vuole in nessun modo sostenere o incentivare attività illegali. Che poi questa proibizione sia giusta o sbagliata è un'altra questione, personalmente ritengo che ogni proibizione abbia in sé la capacità di rendere attraenti sostanze che altrimenti sarebbero ignorate dai più.

Il Proibizionismo degli anni 30 del secolo scorso ha dimostrato che il consumo di alcol in quegli anni aumentò, arricchendo la malavita, così come dimostra il contrario la liberalizzazione della Cannabis, i consumi diminuiscono in quei paesi dove la legge non la vieta.

Le proibizioni troppo spesso sembrano fatte apposta per essere trasgredite, farlo fa parte dell'indomito spirito umano, ma anche la libertaria Olanda ha deciso di vietare i funghi magici nel 2009 dopo un decesso che si presume collegato all'utilizzo di questa sostanza. È un caso controverso, ma il clamore montato dai media ha portato il governo a decidere il divieto.

L'ignoranza fa danni sempre. Questo libro si propone di dare tutte le informazioni utili per capire prima e bene se è il caso di assumere Funghi Psilocybe, e in caso affermativo come e cosa fare e soprattutto non fare.

"Funghi Magici" sembra un nome leggero e divertente, ed effettivamente l'esperienza può essere così, ma nello stesso modo può essere un'esperienza orribile, anche con serie conseguenze, quindi la prudenza è necessaria.

## Perché ho scritto questo libro e a cosa ti serve

Ho fatto tante esperienze con la psilocina in tutte le sue forme, ho sperimentato tutti i dosaggi possibili fino a soglie di cui non ho mai letto resoconti sui libri o sul web, con l'eccezione di Kilindi Iyi, un afroamericano insegnante di arti marziali di Detroit che naviga in profondità psichedeliche impressionanti - lui assume quantità di funghi 10 volte superiori a dosi considerate alte.

Ho fatto viaggi con i funghi da solo, in due e in diversi gruppi fino a oltre 20 partecipanti, di giorno e di notte, al chiuso e all'aperto, in mezzo alla natura ma anche in centro città. Ogni volta mi sono sempre più innamorato di questa magia che la natura ci ha donato. Ma ho visto alcuni che hanno avuto problemi, che se fossero stati da soli si sarebbero potuti fare del male.

La mia curiosità innata mi ha portato a leggere tutto quello ho trovato sull'argomento prima di fare la mia prima esperienza con una piccola quantità di tartufi, compresa la visione di decine di video sul web. Come puoi immaginare ho trovato di tutto, dagli "sconvoltoni" ad approcci molto scientifici, tante sciocchezze ma anche alcune perle preziose. Tra queste ultime voglio mettere Terence McKenna e i testi di Giorgio Samorini, un etnomicologo molto serio, preparato e competente; i suoi testi sono tecnici, specialistici e interessanti, se hai il desiderio e la pazienza di leggerli sono consigliati. **https://samorini.it/**

Ma prima di tutto leggi questo libro, è qui davanti a te, la mia intenzione è trasmettere tutto quello che ti serve, il resto che trovi nei libri e online non è indispensabile, la sintesi l'ho già fatta per te.

*"Questo è il libro che avrei voluto leggere io prima di provare i funghi magici. Mi sarei risparmiato molti problemi e tantissimo tempo."*

Questo è il motivo per cui sono seduto davanti al computer a scrivere, ho avuto così tanti doni dalle mie esperienze che desidero condividerli con tutti. Se sceglierai di provare mi auguro di cuore che anche tu possa vivere le meraviglie che i funghi possono donare, evitando i problemi. Spesso le esperienze più difficili sono quelle più utili, ma difficile non deve significare pericoloso, quindi leggi bene per evitare pericoli inutili per te e per gli altri. A volte il viaggio può essere difficile, ma deve essere sempre sicuro.

Non cercare in questo testo le istruzioni su come coltivare i funghi, per questo argomento il web è una fonte di informazioni davvero esauriente. Inoltre ci sono testi specifici dedicati a questo argomento, se fai una ricerca online ne troverai molti, così come troverai numerosi video tutorial.

Dove trovare i funghi? I siti olandesi in genere sono attendibili e affidabili, purtroppo non ti spediranno mai i funghi - sono vietati - ma offrono tutto il necessario se vuoi coltivarli. Vederli crescere crea una connessione speciale, molto utile per costruire un rapporto di rispetto che ti aiuterà in tutte le tue esperienze, non solo le prime.

Potresti fare questa esperienza acquistando i "grow kit" (panetto di micelio in una vaschetta di plastica, da cui crescono i funghi), ne esistono di tanti tipi e varietà, la spedizione è sempre discreta, tecnicamente non contengono sostanze vietate... almeno finché non crescono i funghi. Ma nonostante ciò ci sono stati sequestri, processi e condanne, fai attenzione.

Se sei appassionato di camminate nella natura puoi andare a cercarli, se ne trovano anche in Europa, inclusa l'Italia.

Sono invece disponibili i tartufi, ne parlo in dettaglio più avanti, sono sicuramente il mezzo più semplice e accessibile per chi vuole provare gli effetti psichedelici della psilocibina.

Ho scritto con l'obiettivo che tu possa leggere in modo facile, scorrevole e piacevole fino in fondo, per aiutarti a conoscere tutto quello che ti serve e ti interessa. Non approfondirò alcuni argomenti che puoi trovare facilmente sul web, per esempio i resoconti delle esperienze o la descrizione dettagliata di visioni psichedeliche, queste storie le considero una perdita di tempo, non scriverò nulla del genere sulle mie esperienze. Troverai invece numerosi link di approfondimento su argomenti che ritengo utili o stimolanti.

Ho dedicato particolare attenzione all'argomento "dosi" perché sul web ho letto cose incredibili; fai molta attenzione, attieniti a quello che ti indicherò perché ho sistematicamente verificato questo punto fondamentale su di me e sui miei compagni di viaggio. Su internet tanti esagerano in più o in meno, ci sono affermazioni così diverse tra loro da risultare di nessuna utilità pratica, confondono e basta. Darò quindi la massima importanza a tutto quello che riguarda il come iniziare e proseguire da un punto di vista molto pratico, con tutte le avvertenze e le controindicazioni da conoscere.

Nella seconda parte del libro potrai leggere altri tipi di informazione, ciascuna è un'elaborazione personale e originale a proposito degli aspetti più sottili del fare un'esperienza coi funghi. Approfondirò le posizioni comprese tra un approccio materico (chimico, biologico, etc.) alla sostanza e l'approccio attraverso le energie sottili, che va oltre la materia e sconfina nella fisica moderna più avanzata. Non ho inventato nulla, leggendo troverai i riferimenti da cui sono partito per fare le mie considerazioni.

**Per riassumere:** la prima parte del libro è dedicata agli aspetti pratici, ritengo fondamentali i primi contatti con la sostanza per capire bene la reazione fisica e psicologica del nostro corpo.

La seconda parte consiste in una serie di approfondimenti, sono informazioni che non troverai altrove e ti mostreranno aspetti inediti e sorprendenti di questa straordinaria sostanza naturale.

Infine nella terza parte trovi il riassunto delle informazioni pratiche, una Guida Rapida comoda e facile da consultare.

# Chi NON DEVE fare l'esperienza

Per alcuni è meglio non assumere funghi, per altri è molto meglio non assumere funghi. Sì, hai letto bene, infatti non esiste nulla che vada bene per tutti, l'uso di sostanze psicoattive rientra nella categoria di esperienze che per molti è meglio evitare.

Le ragioni che impongono di non assumere funghi sono sostanzialmente di due categorie:

- cause fisiche
- cause psicologiche

e nessuna delle due è da trascurare o sottovalutare, altrimenti si rischia la vita.

## Cause fisiche

Fisicamente devi stare bene. L'OMS (Organizzazione Mondiale della Sanità) afferma che la buona salute è uno "stato di completo benessere fisico, psichico e sociale e non semplice assenza di malattia". Per assumere i funghi dovresti tendere il più possibile a soddisfare questa definizione, detto semplicemente devi "sentirti bene".

Se non ti senti bene, se stai prendendo farmaci, se non ti senti in forma o se soltanto temi che potresti fare una brutta esperienza, non assumere nulla e aspetta fino a quando ti sentirai pronto. È vero che l'interazione fisiologica della sostanza con il tuo corpo e con alcune medicine che eventualmente stai prendendo potrebbe non essere un problema - lo vedremo meglio nel capitolo 6, dedicato a questo argomento - ma il solo pensiero di non stare bene mentre affronti l'esperienza potrebbe essere causa di problemi e "paranoie" durante il viaggio.

Se a queste paranoie aggiungi l'alterazione della percezione del tempo, puoi facilmente immaginare come una situazione dalla quale vorresti uscire subito sembrerà durare ancora di più. Vivere un incubo sapendo che non stai dormendo è cosa che ovviamente ti sconsiglio.

Se hai allergie o intolleranze ai funghi non mangiarli, sono magici ma non anallergici.

Devi scartare l'idea di provare i funghi se:

- soffri di **epilessia**
- hai **patologie cardiache**
- sei in **gravidanza**
- prendi **farmaci con inibitori MAO** (MonoAminoOssidasi)
- hai **funzioni epatiche anormali.**

Fai attenzione se soffri di pressione bassa, magari non tanto mentre stai facendo l'esperienza - il cuore accelera il battito e la pressione sanguigna aumenta leggermente - ma dopo, quando l'effetto è finito potresti avere cali di pressione, a quel punto lo svenimento non è un'ipotesi remota. Quindi tieni con te delle bustine a base di Magnesio e Potassio da bere con acqua (tipo Polase), così come bevande zuccherate (per esempio la classica Coca Cola che contiene zucchero e caffeina) o qualche dolce.

Queste raccomandazioni le specificherò meglio più avanti.

## Cause psicologiche

L'aspetto psicologico è ancora più delicato, ti spiego meglio il perché.

La maggior paura che ho visto in chi ha assunto i funghi è principalmente una, ma molto impegnativa. Immagina di voler prendere una dose "seria" di funghi, Terence McKenna la chiamava "committed dose", cioè una dose che ti ispira rispetto. In questo caso quale sarebbe la tua più grande paura?

I più temono di impazzire, che è la paura che più frequentemente si presenta durante il "bad trip" (significa brutto viaggio, una brutta esperienza mentre hai assunto i funghi) - il capitolo 5 è dedicato a come affrontare questa eventualità.

Avere paura di impazzire e rischiare di impazzire sono due cose molto diverse, le cause psicologiche che vietano di assumere i funghi hanno a che fare con questo rischio concreto. Se hai problemi psichiatrici e prendi una dose puoi concretamente innescare una patologia mentale, i cui effetti possono durare a lungo o diventare permanenti.

Le cause psicologiche che evidenzio di seguito hanno concretamente a che fare con questo rischio, non con la paura. Forse potrebbe sembrare che stia esagerando ma so bene che non è facile far comprendere realmente il rischio di sottovalutare quello che ti scrivo qui sotto, credimi, è importante.

NON assumere funghi se hai una diagnosi di disturbo della personalità - la definizione psichiatrica è "borderline" - e se sei emotivamente instabile.

Ho avuto a che fare con dei borderline, non è facile riconoscerli, spesso neppure loro sanno di esserlo! Questo è un grande problema se devi confrontarti con le sostanze psichedeliche.

Ma se sai, o anche solo sospetti di avere questo tipo di problema, ti prego di lasciar stare, per te c'è altro - se proprio vuoi - che può essere infinitamente più utile: le microdosi, te ne parlo negli approfondimenti nella seconda parte del libro.

**Ripeto:** se hai una diagnosi psichiatrica evita, ma anche se sai di essere instabile emotivamente - e magari proprio per questo speri di guarire assumendo uno psichedelico - lascia stare, è molto pericoloso! La terapia psicologica "fai da te" non funziona, parlane con un bravo psicoterapeuta, non rischiare di farti molto male.

NON assumere funghi se hai una storia familiare o personale di psicosi (anche indotta da farmaci), schizofrenia e disturbo bipolare (sindrome maniaco depressiva).

Questi disturbi sono i principali, ma in genere se hai una patologia psichiatrica devi assolutamente evitare, e se proprio insisti devi parlarne con il tuo medico, lui ti aiuterà a capire in quali problemi potresti ritrovarti e le eventuali possibili soluzioni e cure.

Perché mai dovresti buttarti in un incubo di tua volontà? Magari avrai qualche problema psicologico o psichiatrico, ma questo non vuol dire essere scemo. Evita e basta.

NON assumere funghi se hai problemi di dipendenza da alcool o droghe. La dipendenza da Cannabis non è grave per l'interazione con il fungo, magari l'esperienza potrà farti capire delle cose utili a questo proposito, ma se bevi o ti droghi seriamente lascia stare, per il tuo bene non farlo.

C'è un'eccezione: se hai un medico competente che ti può assistere, dopo adeguata preparazione, allora l'esperienza con i funghi potrebbe essere profondamente terapeutica e di guarigione, ma il fai da te rischia di essere un'esperienza dannosa, di quelle che se lo sapevi prima mai ti saresti sognato di fare.

In genere non mischiare mai sostanze diverse, è sempre molto rischioso, molte combinazioni sono potenzialmente letali. Ci sono psiconauti appassionati di combinazioni tra sostanze, io assolutamente no, purtroppo non sono sorpreso che diversi tra questi esploratori abbiano perso la vita.

Ricorda sempre che il termine "funghetti magici" suggerisce a molti una cosa leggera e divertente, e in effetti possono farti vivere esperienze ineffabili (di una bellezza impossibile a descriversi), ma nello stesso modo puoi arrivare a desiderare di morire pur di porre fine a quello che stai vivendo, quindi non sottovalutarli mai.

## Breve glossario

Ho scritto questo libro con l'intenzione di essere chiaro e comprensibile, per farti arrivare senza fatica fino alla fine. Ci sono però 5 termini specifici che non tutti conoscono - o conoscono poco - e che potrebbero causare incomprensioni. Li descrivo in questo paragrafo una volta sola, in modo che il proseguimento della lettura possa essere scorrevole senza ulteriori spiegazioni e interruzioni.

*Psichedelico* (da Wikipedia): Il termine, dall'inglese *psychedelic*, deriva dalle parole greche anima, ψυχή (psiche), e manifestare, δήλος (delos), e viene utilizzato per la prima volta nel 1956 da Humphry Osmond in una lettera ad Aldous Huxley per definire le sostanze che "liberano il pensiero dalle sovrastrutture delle convenzioni sociali".

I principali composti psicoattivi psichedelici sono l'LSD, la mescalina, la psilocibina (contenuta in funghi del genere Psilocybe) e la dimetiltriptammina (DMT).

Quindi psichedelico significa *"che manifesta la psiche, che ne esplicita il contenuto"*. Questa definizione è importante perché fa capire che l'esperienza con queste sostanze ci mette profondamente a confronto con i contenuti della nostra psiche, che per la maggior parte delle persone sono completamente sconosciuti. Per questo motivo la cautela è fondamentale.

*Enteogeno* (da Wikipedia): L'etimo è un neologismo derivato dal greco antico e formato da ἔνθεος (entheos) e γενέσθαι (genesthai), che letteralmente significa "che ha Dio al suo interno", più liberamente tradotto "divinamente ispirato".

Il termine enteogeno è utilizzato generalmente per indicare particolari sostanze psicoattive, caratterizzate da un marcato effetto psichedelico o allucinogeno, che favoriscono esperienze mistiche e spirituali. Per questi motivi sono usate da millenni in tutti i continenti, da numerosi popoli con tradizioni sciamaniche o da parte di organizzazioni religiose. Nelle società del passato e in quelle che fino a oggi adoperano questi composti, essi rappresentano un importante mezzo per l'incontro con il proprio mondo spirituale, per creare maggiore connessione con gli altri, soprattutto per fini terapeutici di cura, per entrare in relazione con i propri Dei e per raggiungere l'estasi religiosa.

*Psiconautica* (da Wikipedia): Dal greco ψυχή (psiche=anima/spirito/mente) e ναύτηké (nautiké=navigare), cioè la "navigazione dell'anima". La psiconautica è la metodologia per descrivere e spiegare gli effetti soggettivi degli stati alterati della coscienza dell'uomo, un paradigma di ricerca tramite il quale l'individuo si immerge volontariamente in stati alterati di coscienza al fine di esplorare l'esperienza e l'esistenza umana. Il termine è stato applicato ampiamente a tutte quelle tecniche (singole o combinate) tramite le quali si inducono degli stati alterati di coscienza per scopi di esplorazione della condizione umana e non per fini terapeutici, ricreativi o religiosi. L'individuo che si induce volontariamente stati alterati di coscienza in tale senso esplorativo è detto psiconauta.

*Psilocibina:* Aldilà delle cose interessanti descritte su Wikipedia, non sono completamente d'accordo sulla descrizione che questa sostanza sia psichedelica, infatti di per sé non è psicoattiva, nel senso che non produce nessun effetto sulla coscienza; in realtà è un precursore, cioè si deve trasformare in un'altra sostanza perdendo una molecola fosfata, diventando così psilocina, lei sì la molecola psicoattiva. Questo processo avviene nell'ambiente acido dello stomaco dopo avere ingerito la psilocibina.

Lo stesso approccio si può applicare alla Psilacetina, anche se le ricerche non hanno ancora approfondito tutti gli aspetti, cioè se sia un precursore della psilocina come lo è la psilocibina, oppure sia sì un precursore ma che ha effetti anche nella sua formula completa non deacetilata (cioè senza perdere la molecola acetile nell'ambiente acido dello stomaco, senza la quale si trasforma in psilocina). Ne approfondisco le caratteristiche specifiche più avanti.

Spesso nel testo privilegio l'uso del termine "psilocina" invece del più noto "psilocibina", ma essendo la psilocina la vera chiave chimica e non un precursore come sono invece la psilocibina e la psilacetina, ecco spiegato il motivo della mia preferenza. Nel proseguimento del libro puoi sostituire un termine con l'altro senza che cambi il senso di quanto è scritto.

*Allucinogeno* (da Wikipedia): Allucinogeni (dal verbo lat. alucinàri, allucinàri: ingannarsi, derivante dalla radice gr. alùo, alùsso: vaneggiare, esser fuori di sé, o dal lat. lux: luce) è un termine-ombrello che racchiude vari gruppi eterogenei di sostanze capaci di modificare per alcune ore le percezioni, i pensieri e le sensazioni in modo più o meno netto in base alla sostanza e al dosaggio.

Sotto il termine-ombrello di allucinogeni generalmente vengono racchiusi gli psichedelici veri e propri come l'LSD, la mescalina, la DMT o la psilocibina, i dissociativi come la ketamina, l'ibogaina o la PCP, i delirogeni (spesso velenosi) come lo stramonio comune o l'atropa belladonna.

È considerata allucinogena una sostanza (naturale o di sintesi) che, agendo sui recettori del sistema nervoso centrale (SNC), provoca delle modifiche psico-sensoriali nelle percezioni, principalmente a carico della sfera visiva, tattile e uditiva, nei processi del pensiero, nella sfera emotiva, nello stato di coscienza, nella connessione con gli altri e con l'ambiente naturale. La durata e l'intensità è variabile a seconda del tipo, della quantità e della modalità di assunzione della sostanza, oltre che da fattori esterni come set & setting (questo termine inglese è l'oggetto di un intero paragrafo nel capitolo 2). Ad alti dosaggi si possono raggiungere delle vere e proprie allucinazioni "isolate" dal contesto ambientale.

I criteri stabiliti da Hollister (1968) per stabilire se una sostanza è allucinogena sono:

1. l'impatto sulla memoria o sulla capacità intellettiva deve essere minimo;
2. stupore, narcosi o eccessiva stimolazione non devono costituire effetti intrinseci;
3. gli effetti collaterali sul sistema nervoso autonomo devono essere minimi;

4. non deve verificarsi il fenomeno della dipendenza;
5. rispetto agli altri effetti, le alterazioni del pensiero, della percezione e dell'umore devono essere predominanti.

A differenza di altre sostanze psicoattive, come oppiacei e stimolanti, questi farmaci non si limitano a eccitare o sedare lo stato mentale, inducono invece esperienze che sono qualitativamente diverse da quelle della coscienza ordinaria. Queste esperienze sono spesso paragonate a stati di coscienza non-ordinari, come la trance, la meditazione, i sogni, l'estasi e la deprivazione sensoriale.

Ho pensato a lungo se inserire il termine "allucinogeno" in questo glossario, poi l'ho comunque descritto anche se *"che genera inganni o vaneggiamenti"* non corrisponde alla mia esperienza. Trovo corretti gli altri termini, enteogeno e psichedelico, ma allucinante può essere l'esperienza che un soggetto fa dei suoi stati d'animo interiori, che sono sicuramente confusi anche in stato di coscienza ordinario. Affermo questo perché i funghi non mentono mai, questo è sicuro.

Ma dato che molti usano "allucinogeno" per parlare di funghi, allora il significato esatto ti può essere utile per capire e valutare al meglio.

Adesso proseguiamo a conoscere meglio questo essere, che non è una pianta, infatti il Fungo ha un Regno tutto suo, molto più vicino al Regno Animale che a quello Vegetale.

# Prima parte

# Istruzioni per l’uso

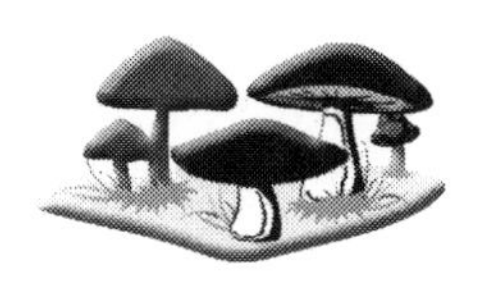

# 1. Il Regno dei Funghi

Nella lava antica di un vulcano in Sud Africa sono state trovate tracce fossili di micelio, la precisa datazione geologica ha permesso di stabilire che quei fossili avevano oltre 2,4 miliardi di anni. Inoltre ci sono evidenze della presenza di funghi datate oltre 1,4 miliardi di anni fa; sono quindi tra i più antichi esseri viventi, tra i primi a comparire e a colonizzare il pianeta.

I funghi sono costituiti da una parte nascosta nel terreno e da una parte visibile: il micelio e il fungo. Il fungo è considerato il frutto del micelio. Le spore, che dei funghi sono i semi, hanno una grande resistenza ai fattori ambientali, gli scienziati hanno verificato che possono restare inalterate anche nello spazio interstellare per milioni di anni. Dalle spore che incontrano le condizioni adatte si genera il micelio, che potrà svilupparsi in posti anche molto distanti da quelli di partenza.

Il micelio si presenta come una fitta rete interconnessa in superficie e in profondità, anche molto vasta, infatti è conosciuta una singola rete di micelio che si estende per oltre 14 Kmq.

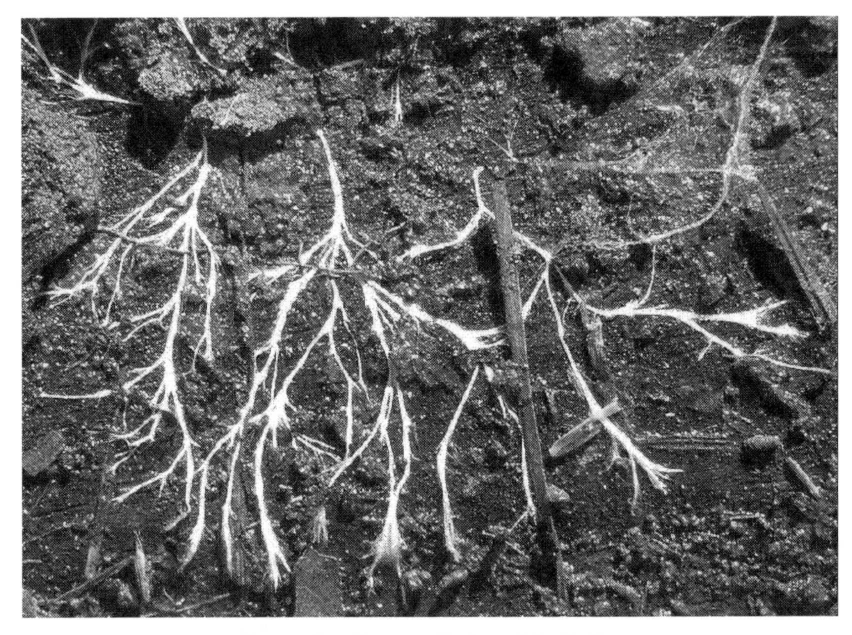

*Immagine di un particolare del micelio*

Questa rete è molto diffusa nei boschi e nelle aree verdi del pianeta, ovunque ci sia un fungo c'è una vasta rete sotterranea dalle caratteristiche sorprendenti, che è stata soprannominata Wood Wide Web, funziona come la rete internet che conosciamo e usiamo anche noi.

Il web del micelio è la via attraverso cui le piante si scambiano dati e informazioni, mentre il contatto tra micelio e radici delle piante è utile a entrambi, è una relazione simbiotica come quella che abbiamo con i batteri che abitano nel nostro intestino. Attraverso il micelio le piante possono, per esempio, avvisarsi tra loro della presenza di parassiti, in modo che possano essere attuate delle difese per tempo.

Le enormi dimensioni di questo organismo fanno affermare ad alcuni scienziati che questo insieme sia un'entità cosciente, il numero di connessioni all'interno di questa rete supera di molto quelle che esistono all'interno del nostro cervello. In Giappone sono stati fatti degli esperimenti davvero sorprendenti, che hanno dimostrato l'intelligenza dei funghi, ne scrivo meglio negli approfondimenti che trovi nella seconda parte del libro.

Alla luce delle mie personali esperienze so che questa entità esiste, sia nelle Piante che nei Funghi, ed è così anche per tante persone che hanno fatto un'esperienza con i funghi psicoattivi nel corso di decine di migliaia di anni. Il fungo è stato di certo il primo e più antico contatto tra l'uomo e gli enteogeni. Enteogeno significa "che ha Dio al suo interno", che io traduco come il mezzo che ti mette in contatto con la Divinità di cui tutto è costituito, te compreso.

Questo passaggio potrebbe risultare un po' ostico, molti potrebbero pensare che in fondo stiamo parlando di una sostanza chimica che può essere riprodotta in laboratorio (la psilocibina), quindi che c'entra Dio?

In un mondo meccanicistico, quello descritto dalla fisica newtoniana, l'Universo è come un grande meccanismo, con azione e reazione, causa ed effetto, in cui ci sono io e c'è una realtà esterna a me. Questo è il mondo come ce l'hanno insegnato i nostri genitori e la scuola, se non fosse che a partire dall'inizio del 1900 alcuni fisici hanno ipotizzato - e successivamente verificato sperimentalmente - un mondo completamente diverso, in grado di spiegare cose che la visione meccanicistica non poteva neanche concepire: la fisica quantistica.

Ci vorrà del tempo ancora, ma così come la visione newtoniana ha lentamente costruito la nostra visione del mondo, altrettanto farà anche la nuova visione nata dalle scoperte rigorosamente scientifiche della meccanica quantistica. Scientifico vuol dire che posso descrivere un fenomeno e riprodurlo regolarmente, in questo senso la visione newtoniana e quantistica sono entrambe vere, solo che quella quantistica spiega cose altrimenti impossibili per la fisica descritta da Newton, in particolare nel mondo dell'infinitamente grande e dell'infinitamente piccolo.

Che c'entra tutto questo con i funghi?

In questa prima parte del libro sviluppo gli aspetti pratici, mentre quelli che ho descritto qui sopra sono aspetti teorici che per molti potrebbero essere per nulla interessanti, ma nella seconda parte del libro sviluppo questo aspetto e altri ancora, così che potrai leggerli se vuoi, oppure ignorarli senza che ti manchino le informazioni minime necessarie per cominciare il percorso autoconoscitivo con i funghi sacri.

Però qui voglio anticiparti che molti esperti sono convinti che i funghi psicoattivi, e non solo loro, siano il frutto di una tecnologia "esoplanetaria", in parole semplici il risultato di un progetto intenzionale nato fuori dal pianeta Terra. Anche io ne sono profondamente convinto e nello stesso tempo mi rendo conto che a molti questa affermazione potrebbe sembrare fantascienza, ma l'esperienza diretta mi ha portato a questo genere di comprensioni. Se vorrai continuare a leggere troverai le mie riflessioni su questo tema negli approfondimenti nella seconda metà del libro.

Ma prova a sospendere il giudizio per un attimo, immagina che un'entità intelligente abbia davvero progettato una molecola che fa funzionare in modo diverso il nostro cervello, un cambiamento del modo di funzionamento come quello noto a chi ha letto i libri di Carlos Castaneda, quando Don Juan parla dello spostamento del "punto di unione".

Il punto di unione è come una finestrella che ci permette di vedere solo una piccola porzione della vasta realtà in cui viviamo, ma se spostassimo la finestrella potremmo vedere qualcosa di diverso e decisamente inusuale rispetto a quanto siamo abituati. Queste realtà non sono meno vere di quella ordinaria che percepiamo normalmente. La realtà che crediamo tale è solo una questione di percezione sensoriale e di interpretazione da parte del cervello: è più vera la realtà percepita da una mosca o quella che percepiamo noi? Nessuna delle due, sono solo rappresentazioni parziali di un qualcosa che non riusciamo a concepire nella sua totalità.

Nella cultura sciamanica si afferma che questo spostamento di visione può essere fatto anche attraverso l'assunzione di sostanze psicotrope, funghi inclusi. Chi ha progettato questa molecola che cambia la nostra sintonizzazione con la realtà è un genio, ci ha donato una chiave che ci apre a percezioni altrimenti inaccessibili se non con tecniche difficili, faticose e spesso lunghe da apprendere.

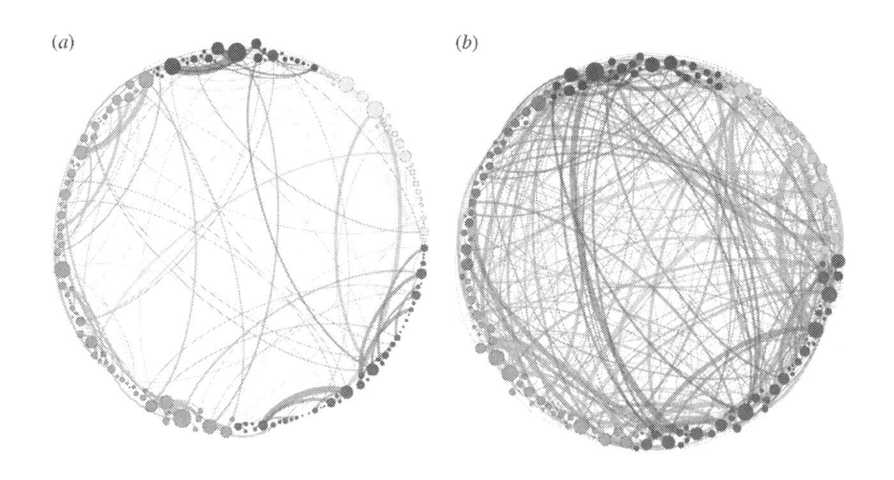


*Attivazione di aree cerebrali e numero di interconnessioni nel cervello, (a) in stato ordinario, (b) sotto l'effetto della Psilocina. Ci sono quindi più aree attive, più connesse tra loro e con collegamenti non presenti in condizioni ordinarie. (Rilevazione effettuata con Risonanza Magnetica Funzionale - fRMI)*

In coda al libro approfondirò, ma ti ho anticipato queste informazioni perché per te abbia un minimo di senso se affermo che stiamo parlando sì di una sostanza - la psilocina - ma anche di un qualcosa/qualcuno che non è solo sostanza chimica, è molto di più. La sostanza chimica agisce a livello fisico per permettere al cervello di funzionare diversamente, per sintonizzarsi su piani di percezione "non ordinari" - vedi la figura precedente.

Mi spiego diversamente con un altro esempio. La musica è fatta di note, ma la musica è anche un portale che ti permette di accedere a emozioni e molto di più, quindi dire che una musica è uguale all'altra perché sono tutte fatte di note sicuramente contrasta con la tua esperienza diretta. Dire che la psilocina è una sostanza chimica come tutte le altre sostanze chimiche è la stessa cosa. Non sono qui per convincerti ma per informarti, ed è per questo che non voglio limitare l'informazione che vorrei darti solo perché devo rimanere confinato alla sostanza chimica. Per esperienza so che la chimica spiega solo fino a un certo punto.

L'assunzione di psilocina (che siano funghi, tartufi, psilocibina, psilacetina) non è una questione scientifica, o meglio, lo è al livello più basso, quello fisico dove la sostanza si lega ad alcuni recettori specifici, ma l'esperienza parte dal fisico per svilupparsi molto oltre questo piano.

Oltre al piano fisico ne fai esperienza diretta anche sui livelli emozionale e mentale. In quel momento sperimenti direttamente che la sostanza chimica è il veicolo di qualcosa che agisce sul tuo cervello in quanto ricevitore (come una radio) della tua coscienza, e questo ampliamento del funzionamento del cervello ci permette di fare esperienza della nostra coscienza in un modo ampliato e diverso rispetto a quello usuale. Non è solo questo, perché "senti" che c'è qualcosa/qualcuno che ti accompagna durante l'esperienza, qualcosa di diverso da te.

Cos'è quel qualcosa che agisce sulla coscienza? Lo vedremo meglio più avanti, per ora posso dire che è come se la sostanza a livello fisico funzionasse così come fa un ingranaggio nell'ambito della meccanica newtoniana, mentre la "informazione" veicolata dalla sostanza agisce sulla coscienza nell'ambito della realtà quantistica, quindi entrambe vere ma la seconda trascende la prima.

Approfondiremo più avanti, ora torniamo ai funghi, in particolare sto parlando di Funghi Psilocybe, famiglia che include oltre 110 specie diverse. Nel libro tratterò soprattutto il genere Psilocybe Cubensis, il più diffuso e semplice da coltivare.

Esistono altri funghi psicoattivi che non appartengono a questa famiglia, per esempio il principio attivo dell'Amanita Muscaria è diverso (i componenti principali sono tre, l'acido ibotenico, il muscimolo e il muscazone) ma li conosco in teoria e non in pratica, sono molto più difficili da gestire per fare un'esperienza e quindi non li prenderemo in considerazione.

I funghi del genere Psilocybe sono più affidabili, la sostanza psicoattiva contenuta è diffusa in modo più omogeneo all'interno del fungo (e del tartufo magico), le percentuali per peso complessivo sono statisticamente più costanti e quindi so cosa posso aspettarmi da un grammo o da tre grammi, mentre per l'Amanita Muscaria le cose sono molto più complicate e relativamente meno sicure. Paradossalmente questo fungo non è vietato dalla legge.

Considera che in questi anni sono state create nuove varietà con selezioni e incroci - mi riferisco per esempio a quelle proposte da numerosi siti web, in cui le caratteristiche desiderate sono state migliorate ed enfatizzate, alcuni autori infatti parlano di oltre 140 specie - altri dicono oltre 200 - probabilmente per questo motivo.

Sui funghi e sulle loro caratteristiche potrai trovare molto materiale in rete, ma quello che ti ho presentato è quello che serve sapere, quindi procediamo con un approfondimento sul principio attivo.

## La Psilocina, la chiave chimica

La psilocina (4-HO-DMT) è il principio attivo, mentre la più nota psilocibina (4-PO-DMT) è un precursore della psilocina, infatti nello stomaco perde una molecola (viene "defosforilata") e diventa il principio attivo, quello che ci porta in un mondo parallelo.

I funghi contengono psilocibina, ma molti anche psilocina, quindi la valutazione della forza di un fungo deve considerare i due componenti più un terzo, la Baeocistina, che sembra avere effetti ma non sono stati confermati con sicurezza; più percentuali di queste sostanze sono contenute, più il fungo è potente.

In alcuni funghi si trova anche la Norbaecistina, ma è relativamente rara e non è sicuro che abbia effetti psicoattivi.

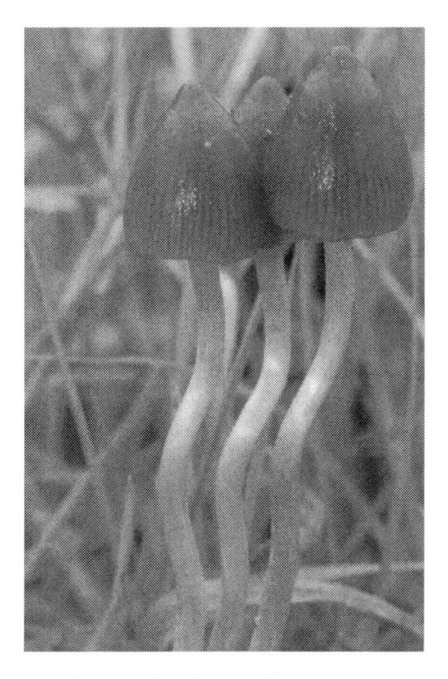

*Alcuni Psilocybe Semilanceata, un incontro frequente anche in Italia*

Un funghetto magico che si trova facilmente anche in Italia, lo Psilocybe Semilanceata, ha un aspetto esile e leggero, ma in realtà è un fungo tra i più potenti per l'alta concentrazione di principi attivi.

Ma la psilocina non si trova solo nella psilocibina, esiste anche in un altro precursore che si chiama Psilacetina (4-AcO-DMT), che nello stomaco perde una molecola acetile e diventa psilocina. La psilacetina si presenta in polvere ed è sintetizzata in laboratorio. L'effetto è identico, ma se per i funghi secchi si parla di grammi, qui invece si tratta di milligrammi. Ricordalo bene, un grammo di psilacetina corrisponde a oltre 100 gr di funghi secchi, sufficienti per fare un viaggio "eroico" - ciascuno da 5 grammi di funghi secchi - per almeno 20 volte. Quindi ricordati di vedere bene le unità di misura quando parlerò di quantità, confonderti sarebbe un bel problema.

I funghi freschi o secchi sono diversi dalla sostanza sintetizzata in laboratorio? Se il prodotto sintetizzato è fatto "a regola d'arte" non ci sono differenze, ma vorrei dimostratelo con due esempi.

Sentire una nota musicale generata da uno strumento davanti ai tuoi occhi o sentirla attraverso un buon impianto HiFi, che differenza c'è? A occhi chiusi sei sicuro che la sapresti riconoscere?

Il secondo esempio, più concreto e mirato del primo, riguarda Maria Sabina, una curandera Mazateca, quella che verso la metà degli anni '50 ha condotto una cerimonia di cura con i funghi - una velada (da "vela", candela in spagnolo) - ospitando per la prima volta degli occidentali, in particolare il Dr. Gordon Wasson, un etnomicologo americano che scrisse della sua esperienza sulla rivista "Life" nel 1957. Da quel momento i funghi magici furono riscoperti dal grande pubblico occidentale, propiziando la nascita del movimento dei figli dei fiori che comparve poco dopo.

Wasson poi portò dei funghi ad Albert Hoffman, quello che per primo sintetizzò l'LSD, infatti fu sempre lui a sintetizzare per la prima volta anche la psilocibina.

Questo lungo giro per dirti che Wasson fece provare la psilocibina sintetizzata a Maria Sabina, che poi affermò con sicurezza che non c'era nessuna differenza, lo spirito del fungo era presente anche nella polvere.

Qui puoi, dovresti, leggere l'interessante storia delle scoperte di Wasson: **https://tinyurl.com/y5f6qrhp**

C'è differenza tra funghi freschi e secchi? Sembra che freschi siano un po' più potenti, ma non ho mai fatto delle prove, io preferisco 3 grammi secchi a 30 grammi freschi per ottenere la stessa quantità di principio attivo.

Ora passiamo ai fratelli sotterranei dei funghi, i tartufi.

## I Tartufi Magici

I tartufi sono molto interessanti perché sono i più semplici da reperire e anche perché per cominciare sono relativamente più sicuri, quindi più adatti ai neofiti. Al contrario dei funghi che sono stati vietati dal 2009, i tartufi sono rimasti legali e quindi liberamente acquistabili in Olanda.

Sono venduti principalmente in buste sigillate da circa 15 grammi, ma da qualche tempo sono disponibili anche formati diversi, per esempio 10 e 100 grammi. Volendo si possono acquistare dei "grow box" molto convenienti in relazione al peso in tartufi che possono produrre, ma prima che crescano e si possano raccogliere bisogna aspettare almeno quattro e più mesi. Ne esistono diverse varietà, per esempio Mexicana, Galindoii, Tampanensis, Atlantis, Hollandia. Ciascuna è descritta in termini di potenza su una scala che arriva fino a 5, a cui appartengono gli Hollandia e gli Atlantis per esempio.

Tecnicamente non sono tartufi veri e propri, ma "sclerozi", sono degli ingrossamenti che si formano nel micelio di alcuni tipi di funghi quando non ci sono le condizioni ambientali favorevoli alla crescita dei funghi.

Anche se sono fatti degli stessi ingredienti costitutivi, ci sono alcune differenze tra tartufi e funghi. Le domande più comuni che mi sono state fatte sono queste:

- I tartufi sono legali?
- Sono più o meno potenti dei funghi?
- I viaggi coi tartufi sono diversi?
- I viaggi coi tartufi sono più sicuri?

Ripeto, i tartufi sono legali in Olanda ma non in Italia, ma i siti olandesi generalmente spediscono ovunque in Europa. Questi distributori dichiarano delle restrizioni per alcune nazioni ma sono chiaramente indicate, normalmente per l'Italia non ci sono limitazioni. Ricorda però che tutti i prodotti contenenti psilocibina sono vietati, quindi non puoi mai considerarla una spedizione completamente sicura, infatti in Italia, lo ripeto ancora, ci sono stati sequestri e processi, conclusi con condanne. In Spagna, Portogallo e Repubblica Ceca è legale coltivare e detenere modeste quantità di funghi magici, approfondisci sulla rete se ti interessasse, le leggi cambiano e in questo momento le regole potrebbero essere state modificate.

Il fungo o il tartufo non sono potenti di per sé ma in relazione al contenuto di principi attivi. Tra i due ci sono differenti concentrazioni, a parità di peso i tartufi freschi hanno un effetto più leggero dei funghi secchi, quindi le dosi possono essere meno precise di quelle necessarie per i funghi. Prendere 4 o 6 grammi di tartufi freschi produrrà un effetto leggermente diverso, mentre 1 o 3 grammi di funghi secchi sono considerevolmente diversi.

I viaggi possono essere identici, ma date le differenze di quantità necessarie per produrre lo stesso effetto coi tartufi le esperienze sono mediamente più adatte a chi è alle prime armi, quindi di conseguenza un po' più sicure.

Per fare un esempio pratico: per prendere l'equivalente di 3 grammi di funghi secchi, dovrei assumere mediamente 15 grammi di tartufi. Masticare 15 grammi di tartufi è meno gradevole che mangiarne 3 di funghi secchi, per questo motivo è più difficile esagerare coi tartufi, rendendoli relativamente più sicuri per un principiante. È un po' più facile assumerli se li essicchi e li polverizzi con un macinacaffè, ma questo lo vediamo meglio nei capitoli 2 e 3.

Da questo fatto delle quantità si desume che iniziare coi tartufi è mediamente più semplice, soprattutto perché è sufficiente ordinarli online per ricevere qualcosa che è già pronto all'uso. Se aggiungo che li puoi avere nel giro di una settimana circa, il primo contatto con il tartufo è certamente più facile e sicuro dei funghi rimediati da qualche parte in qualche modo.

Il fungo ha una tradizione che risale a decine di migliaia di anni fa, mentre i tartufi sono venuti alla ribalta dopo che l'Olanda ha deciso di vietare i funghi, ma non pensare che il tartufo sia un ripiego, se mangi i 15 grammi di un'intera busta di tartufi Hollandia sperimenterai un'intensa esperienza psichedelica.

Tartufi più facili sì, ma ricorda sempre di non sottovalutarli, il set & setting (come stai, con chi e dove) è sempre importantissimo, oltre alle raccomandazioni generali che riassumo nella guida rapida e nel paragrafo dedicato a chi non deve assumere nulla.

Per cominciare non eccedere mai le quantità che raccomando nel capitolo 3, "La prima volta". Tutte le dosi dei tartufi sono approfondite nel capitolo 2 insieme a quelle delle altre sostanze.

## La Psilacetina

Tecnicamente la psilacetina non è una sostanza completamente sintetica, è semi-sintetica, un po' come lo è anche l'LSD, che è sintetizzato avendo come modello un componente di un fungo psicoattivo parassita della segale, l'Ergot. Cosa significa semi-sintetico? Che si realizza una molecola in laboratorio attraverso un processo di sintesi partendo da una sostanza che esiste in natura.

Che differenze ci sono tra il prodotto naturale e quello semi-sintetico? Cosa succede se prendo uno o l'altro? L'effetto della psilacetina tende a salire più in fretta di quello del fungo o del tartufo, ad avere un picco un po' più alto e a terminare un po' prima. Questa è la mia esperienza soggettiva, ripetuta più volte, altri hanno pareri diversi, ma credo che queste differenze di percezione siano giustificate da differenze fisiologiche individuali.

Se invece ci siano differenze tra le esperienze con i funghi e con la psilacetina ci sono pareri diversi, tra quelli che le reputano indistinguibili a quelli che invece osservano nette differenze, pur restando nell'ambito di esperienze molto simili.

Io ho un'ottima esperienza con tutte e due (per i funghi mi riferisco ai Psilocybe Cubensis, ma esistono molte altre specie con caratteristiche psicoattive leggermente differenti), sinceramente non ho notato grandi differenze, del resto anche tra due viaggi con la stessa quantità e lo stesso tipo di funghi ci saranno sempre molte differenze, ogni volta è sempre diversa dall'altra. Eventuali differenze sono davvero difficili da percepire, io mi sento di schierarmi di più tra quelli che ritengono equivalenti le due sostanze.

All'atto pratico ti troverai con una sostanza da dosare con più attenzione - milligrammi invece di grammi - ma più leggera da digerire. Il fungo infatti può richiedere un po' di sforzo all'apparato digerente, cosa più percepibile nel momento in cui i grammi assunti aumentano. Cinque grammi secchi corrispondono a 50 grammi freschi, considera che quando il fungo secco è nello stomaco si reidrata e riacquista parte del suo peso originario.

I funghi crudi non sono digeribili come quelli cotti, perciò direi che per quantità fino a circa 3-4 grammi puoi prendere quelli secchi senza problemi, oltre i 4-5 grammi di funghi secchi assumere la psilacetina potrebbe darti qualche vantaggio, soprattutto sul dopo esperienza, dove il recupero sarà normalmente più rapido e piacevole; probabilmente sarà meno facile provare nausea nella fase iniziale.

A volte il dopo esperienza con entrambe le sostanze può portare un po' di mal di testa o più facilmente una sensazione di cerchio alla testa, ma passa in fretta dopo aver riposato, senza conseguenze.

Come farei io? Prenderei la psilacetina masticando anche un fungo secco, così da avere il contatto con tutta la materia originale, ma affidando alla polvere il compito di farmi viaggiare.

La psilacetina necessaria per una dose si misura in milligrammi, richiede una bilancia digitale adatta - mai a occhio! - mentre i funghi secchi e i tartufi, ti ricordo, si misurano in grammi. I dettagli sulle dosi sono descritti nel prossimo capitolo.

# 2. Preparazione

Che i funghi non siano una sostanza da assumere per divertimento o alla leggera trova conferma nella preparazione indispensabile prima di ogni esperienza, oltre al rispetto di tutte le controindicazioni e preclusioni individuali. Le prime esperienze in particolare hanno bisogno dell'osservanza di una serie di precauzioni specifiche, assolutamente necessarie finché non sarà stato sperimentato di persona l'effetto della sostanza sul corpo e sulla mente. Ignorare queste regole basilari potrebbe causarti un primo contatto disastroso con tutte le relative conseguenze, come se una severa giustizia selezionasse chi parte male perché ha agito senza il dovuto rispetto per questa sostanza sacra. Il bad trip può essere la più brutta esperienza in assoluto della vita, ma le conseguenze potrebbero essere addirittura peggiori.

Questo capitolo ha l'obiettivo di comunicare chiaramente le attenzioni e le precauzioni necessarie per cominciare bene. Queste istruzioni si presentano in forma pratica e concreta perché il contatto con la sostanza inizia sul piano fisico, ma è necessario ricordare sempre che il fungo è molto di più di un principio attivo chimico. Da millenni è amato e rispettato come il Fungo Sacro e come tale sarebbe opportuno che lo considerassi anche tu. Proseguendo nella lettura del libro ne scoprirai qualità e caratteristiche da lasciare letteralmente sbalorditi anche i nostri moderni scienziati e ricercatori, il rispetto che gli è dovuto non è quindi solo una prerogativa dei nostri "primitivi" antenati.

## Il Set & Setting

Questo paragrafo è molto importante, molto più di quello delle dosi. La traduzione letterale di set & setting è "il tuo stato psicofisico" e "il contesto ambientale", io li traduco più semplicemente in "come stai, con chi e dove".

Ho dedicato ampio spazio alle controindicazioni da considerare per chi pensa di assumere una sostanza psichedelica, trovi tutto nel paragrafo "Chi NON deve fare l'esperienza", dove descrivo le cause fisiche e psicologiche assolutamente incompatibili con la sostanza. Tutti gli autori concordano su queste fondamentali preclusioni all'uso dei funghi, così come tutti argomentano sull'importanza fondamentale delle persone che sono con te durante il viaggio. Le persone con cui fai il viaggio sono fondamentali, normalmente non devono essere sconosciuti, pena il rischio di brutte scoperte mentre tutti siete in uno stato di coscienza alterata rispetto a quella abituale.

Voglio dare per scontato che nessuno assumerà i funghi se non ha i requisiti di base, ma vorrei anche specificare meglio che cosa contribuisce ad avere un "set" psicofisico ideale per affrontare l'esperienza. Il primo e più importante elemento, assolutamente fondamentale, è la fiducia. Se sei con altri devi poterti fidare di loro, se sei da solo devi avere fiducia almeno nel fungo, meglio ancora avere fiducia che la vita ti presenterà solo e soltanto quello che ti serve per la tua evoluzione personale.

Fidarsi della vita non significa essere incoscienti, un proverbio arabo ci ricorda giustamente: "abbi fede in Allah ma lega bene il tuo cammello". Se mi fido dei funghi, se mi sento bene fisicamente e psicologicamente, se il posto è bello e sicuro e gli amici sono fidati, allora il set & setting mi sosterrà per fare la migliore esperienza possibile, non avere dubbi.

Ricorda, non sottovalutare mai l'importanza del set & setting, sono la prima e più importante cosa da considerare. Se anche solo uno dei due punti non è soddisfacente rimanda senza esitazioni a un'occasione migliore; spesso ho dovuto annullare perché apparivano difficoltà impreviste, lo vedi quando le cose non si combinano bene, mentre quando è il momento adatto tutto si incastra alla perfezione, magicamente, parlo per esperienza diretta e ripetuta.

Alcuni autori estendono la lista di punti importanti ben oltre il set & setting, arrivando a descrivere complessivamente **"6 S per l'uso di psichedelici"**. Le "2 S" che raccomando e ripeto sono essenziali e irrinunciabili, in ogni caso ti anticipo anche le altre che comunque troverai sviluppate e approfondite lungo tutto il libro.

SOSTANZA: riguarda la sostanza e le dosi, argomento che approfondisco nel prossimo capitolo, il terzo.

SITTER: anche questo elemento è approfondito, riguarda la presenza di qualcuno che possa essere presente e di aiuto, soprattutto per le prime esperienze; lo sottolineo anch'io, è importante.

SESSIONE: si riferisce al tempo del viaggio e i suoi aspetti particolari. Secondo alcuni autori ci sono sei fasi in una sessione con le sostanze psichedeliche:

- Ingestione della sostanza
- Insorgenza iniziale
- Apertura e lasciar andare
- Picco o altopiano
- La dolce planata
- La fine della sessione formale

Come potrai vedere queste voci sono tutte descritte nel proseguimento del testo.

**SITUAZIONE:** questa fase si riferisce a come si integra l'esperienza nella propria vita. Inizia con la fine della sessione formale e continua poi per diverse settimane o mesi. Questa fase di integrazione è molto utile, presume una riflessione sulle comprensioni o sulle indicazioni arrivate durante l'esperienza su diversi aspetti della tua vita.

Comportamenti o relazioni con alcune persone? Decisioni da prendere? Comportamenti in genere da cambiare? Comprensione di valori e priorità? È essenziale che non apporti modifiche importanti o radicali alla tua vita subito dopo il viaggio, meglio lasciar sedimentare per un certo periodo di tempo, è invece molto più utile che elabori e scrivi le tue riflessioni appena sei in grado di farlo quando hai terminato l'esperienza. Se aspetti e fai passare del tempo potresti dimenticare tante comprensioni utili e idee interessanti. Scriverle ti aiuta a rivederle successivamente, così che potrai agire senza la forte suggestione emotiva che c'è sempre appena dopo l'esperienza. Questa è un'indicazione di massima, a volte invece potrebbe essere meglio agire subito, qui è difficile generalizzare.

Una valida regola empirica è non raccontare a tutti del proprio viaggio, ma tenerlo per sé. Quasi nessuno sarà interessato alle storie delle tue visioni, ma soprattutto disperderai quella fiammella che altrimenti continuerebbe ad ardere dentro di te dopo il viaggio, che ti permette di mantenere un riferimento interno a quello che hai vissuto, il più a lungo possibile.

Io sto scrivendo a te che non hai ancora fatto un'esperienza psichedelica, e quindi per quanto tu possa avere letto ed esserti informato, la teoria è una cosa, la pratica un'altra. Si sottovaluta troppo spesso il set & setting, così come non si considera a sufficienza la sensibilità individuale alla sostanza, di cui scrivo in dettaglio nel prossimo capitolo.

Non sai come reagirà il tuo corpo all'assunzione della sostanza, non sai neppure come potrà reagire la tua mente. Due cose importanti come l'aspetto fisiologico e l'aspetto mentale/emozionale sono imprevedibili se non hai un minimo di esperienze alle spalle. Questo rende evidente l'importanza di essere con una o più persone che possano esserti di aiuto in caso di problemi, così come di essere in un luogo che ti permetta di stare tranquillo e comodo.

Banalmente può essere utile sapere che hai un bagno a disposizione, vomitare puoi farlo più o meno ovunque, ma per un attacco di diarrea (a volte la paura fa questi scherzi) è meglio avere un gabinetto a disposizione; se la presenza del bagno è buona cosa quando stai male in condizioni mentali normali, immagina quanto diventa importante se sei in uno stato alterato di coscienza, in cui tutto è molto amplificato, distorto e imprevedibile.

Hai visto nell'elenco delle "6S" l'importanza di avere un "sitter", quindi la presenza di una persona di cui ti fidi, un vero amico, che abbia esperienza e/o che rimanga lucido mentre tu sei nel tuo viaggio. Ebbene, ribadisco che è molto importante, magari non dovrà fare nulla ma per te sarà utile sapere che c'è. Consiglio che il sitter sia a disposizione ma non nella stessa stanza, potrà controllare ogni tanto che tutto vada bene, ma non trovo che sia così piacevole essere osservati mentre si sta vivendo un'esperienza psichedelica.

Ti ho detto l'essenziale per quanto riguarda il "con chi", e questo implica che fare la prima esperienza da solo sarebbe meglio evitarlo. Non sono tassativo su questo punto solo perché la tua prima esperienza sarà con una quantità bassa - ne parlo meglio in un capitolo dedicato più avanti - e quindi non particolarmente rischiosa, ma insisto che valga la pena di essere con qualcuno di cui ti fidi.

Il posto. D'estate in mezzo alla natura è fantastico, ma le incognite devono essere ben valutate. È un posto in cui ci sono pericoli, in cui puoi farti male? La montagna è un posto magnifico, ma per esempio è facile cadere, magari il meteo può cambiare in fretta e tu potresti non essere in condizioni di equilibrio psicofisico tali da poterti mettere al riparo in tempo utile.

Fai attenzione ai posti in cui ci sono altre persone in stato di coscienza ordinaria, è normale non sentirsi a proprio agio con loro e di solito si cerca di evitare di averci a che fare. E se queste persone fossero Polizia o Carabinieri che ti chiedono i documenti o ti fanno una perquisizione? Ti assicuro che in uno stato di coscienza alterato potresti farti delle paranoie molto brutte, molto facile che ti scoprano. L'incubo diventerebbe realtà.

Io mi pongo sempre queste questioni, anche se sono sicuro che dopo tutte le esperienze che ho fatto saprei gestirle meglio di altri. Perché dovrei prendere i funghi in un posto in cui potrei rischiare brutti incontri o pessime situazioni? Perché farlo in compagnia di altri che non so come potrebbero reagire? Farsi delle paranoie in certi momenti è un attimo, non è che sei ubriaco e riesci a gestirla con l'esperienza, qui sei in condizioni di coscienza molto alterata, che è completamente diversa da qualsiasi alterazione indotta da sostanze non psichedeliche.

Lo stato psichedelico è molto particolare, ha profondi effetti su come pensi e percepisci te stesso e la realtà. Se non lo hai mai sperimentato è difficile immaginarlo.

Il posto all'aperto dovrebbe esserti già familiare, un luogo che conosci bene e di cui sai le caratteristiche per poter avere tranquillità, comfort e sicurezza. Più avanti nel prossimo capitolo torniamo ancora su questo punto.

In casa sicuramente è meglio, quantomeno per fare le prime esperienze, sempre che non ci siano parenti o altri che possano presentarsi all'improvviso, per esempio i genitori se abiti ancora con i tuoi. Ti garantisco che spiegarsi in certe condizioni è molto difficile, ma ancora più difficile è controllare il proprio stato d'animo. È facile mettersi a ridere senza controllo, oppure bloccarsi e non riuscire a spiaccicare una parola, questo e altro mentre la realtà cambia forma e colore in continuazione, sia a occhi aperti che - ancora di più - a occhi chiusi. Avrai anche le pupille molto dilatate, senza occhiali da sole è difficile nasconderle.

Non puoi mettere l'esperienza in pausa, non c'è un pulsante che ti permetta di fermare quello che sta succedendo, devi stare con quello che c'è e tu in quel momento molto probabilmente non saresti in grado di controllare e gestire quello che stai vivendo.

Io non ti conosco, non so come sei tu che stai leggendo, quindi ti prego di capire bene che ho il dovere di avvisarti. Ti parlo di esperienze che ho vissuto e che ho visto in altri che erano con me o che mi hanno riferito: sii prudente e mettiti sempre nelle migliori condizioni. Su siti in lingua inglese ho letto tantissime esperienze letteralmente allucinanti, in cui ho potuto capire bene un aforisma di Friedrich Schiller: "Neanche gli Dei possono nulla contro la stupidità umana". Sì, vorrei evitare che tu possa finire in brutte situazioni, desidero la tua felicità e quindi prosegui nella lettura.

**Per riassumere:** le prime esperienze cerca di farle sempre con qualcuno che possa aiutarti se ti trovassi in difficoltà. Scegli un posto sicuro, sia per quanto riguarda il posto in sé - per esempio evita le scogliere, solo per dire un posto pericoloso - ma anche sicuro dal contatto indesiderato con persone estranee all'esperienza. Quando sei nell'esperienza il contatto con altri che sono in stato di coscienza ordinaria risulta piuttosto difficile, se poi questi fossero Polizia e Carabinieri, l'agitazione sarebbe assicurata. Spegni il telefono ovviamente.

Più avanti c'è un capitolo dedicato alla preparazione della prima esperienza, intanto proseguiamo con alcuni passaggi necessari prima di arrivare a quel momento.

## Come trovare le sostanze e le attrezzature necessarie

Come sai i funghi sono illegali, mi dispiace davvero molto ma è così. Inoltre trovarli è rischioso, così come fidarsi di quello che ti possono proporre e vendere degli sconosciuti. Si racconta di funghi normali "cosparsi" di LSD o peggio, che se fosse vero LSD non sarebbe la cosa peggiore.

Ci sono sostanze psichedeliche che hanno effetti simili ai funghi o al LSD ma che sono in realtà tutt'altro, alcune di queste sostanze sono anche molto pericolose, per esempio la 25I-NBOMe che sembra LSD, ma sono stati registrati casi di morte in seguito all'assunzione di questa "rc". Vedi qui, è in inglese, ma la prima riga di spiegazione è comprensibile a chiunque, c'è il simbolo del teschio in rosso: **https://tinyurl.com/ybctu2ul**

"rc" significa *research chemical*, si chiamano così le nuove sostanze sintetizzate in laboratorio, formulate in modo da non rientrare nelle tabelle delle sostanze illegali in determinate nazioni; simulano l'effetto di sostanze note senza avere la stessa composizione chimica, risultando in questo modo non illegali.

Ricerche hanno rilevato che la maggior parte dei funghi magici acquistati online erano funghi normali additivati con LSD, PCP o altre sostanze. Uno studio durato 11 anni ha esaminato 886 campioni, rilevando che solo il 28% dei campioni erano funghi magici, mentre il 35% contenevano principalmente LSD o PCP, mentre il 37% non conteneva alcun principio psicoattivo: **https://tinyurl.com/y5rosd3l**

Trovare i funghi già pronti non è semplice, quindi i tartufi magici sono la migliore alternativa, si trovano in vendita online, oppure sempre online acquisti un grow kit per i funghi e li coltivi tu. Un'alternativa interessante è preparare da sé la base per la coltivazione dei funghi e inoculare le spore da cui poi nasce il micelio; le spore si trovano in vendita molto facilmente. Per sapere come fare ci sono tanti video su Youtube, oppure cerca su Google "PF-Tek", una tecnica semplice ed efficace spiegata passo a passo.

Hai un amico appassionato che li coltiva ed è disposto a farteli provare? Oppure hai la possibilità di trovare la psilacetina? Il nome tecnico è 4-AcO-DMT, qui trovi una scheda su Erowid, il sito più affidabile per le informazioni sulle sostanze psicoattive: **https://tinyurl.com/nj4ss7h**

Qualsiasi cosa tu stia cercando la puoi trovare partendo da una ricerca su Google. Fino a l'anno scorso, nel 2018, su Reddit.com era ammesso il "sourcing", cioè condividere i nomi dei siti dove acquistare, con tanto di recensioni e pareri di appassionati, ma ora non più, è stato vietato, compresi gli scambi di comunicazioni in privato con gli altri iscritti.

A questo punto ti posso dire soltanto che i laboratori più attendibili sono in Canada, in questa nazione possono vendere sostanze "non destinate al consumo umano", formalmente sono forniture solo per ricerche in laboratorio. Spediscono quasi dappertutto, ma ricorda che queste sostanze non sono legali quindi sarà sempre una spedizione con una quota di rischio. In ogni caso qualsiasi prodotto acquistato online deve essere controllato con un Drug Identification Test Kit, facilmente reperibile sul web. Attenzione: servono i reagenti che identificano la sostanza, ovviamente non quelli per verificarne la presenza nell'urina, i nomi dei prodotti sono simili ed è facile confondersi.

Quasi tutti i siti dove puoi acquistare la psilacetina richiedono il pagamento con criptovalute, per esempio il Litecoin. Questa competenza richiede un po' di studio, ma come sempre le istruzioni sono più complicate che non farlo in pratica.

Quello che hai letto è il massimo dell'informazione che posso darti, non è completa ma hai i riferimenti minimi necessari. Fai sempre attenzione agli acquisti di sostanze sul web, dietro l'anonimato si può nascondere chiunque. Un criterio che ho usato io per selezionare questi siti è valutare quello che vendono; io sono interessato solo alle triptammine, e quando vedo che producono e vendono sostanze strane oppure pericolose - come la 25I-NBOMe - li scarto senza esitazioni.

L'ultimo modo per trovare i funghi è il più antico e tradizionale, cioè andare a cercarli dove crescono. Qui in Italia si trovano i piccoli Psilocybe Semilanceata, la questione è andare a cercarli nei posti giusti, nel periodo giusto e magari loro non si faranno trovare, succede. Anche sul sito di Giorgio Samorini trovi informazioni, ma ricorda che cercare i funghi senza esperienza è rischioso, mangiare funghi velenosi causa gravi danni fisici e spesso è letale.

Digita Psilocybe Semilanceata su un motore di ricerca e troverai decine di migliaia di indicazioni, se restringi la ricerca con qualche parola chiave, per esempio "trovare", avrai da studiare per giorni interi.

## Conservare funghi e tartufi

La soluzione relativamente più sicura è la coltivazione; ora immaginiamo che hai appena fatto il tuo primo raccolto, per esempio 200 grammi di Psilocybe Cubensis freschi. Che fare ora? Non puoi consumarli tutti, ma freschi in frigorifero durano circa tre o quattro giorni. L'unica soluzione possibile è l'essiccazione perché questi funghi freschi non possono essere surgelati.

L'essiccazione deve avvenire a basse temperature, meglio non superare i 40-45 C°, altrimenti le sostanze contenute potrebbero alterarsi, anche se alcuni autori indicano la temperatura massima intorno ai 60 C° - che in genere si ottiene in un forno ventilato al minimo, tenendo lo sportello semiaperto. Oltre al forno esistono diversi sistemi, ma il migliore è sempre un essiccatore domestico, con qualche decina di Euro trovi modelli ventilati con la regolazione della temperatura. Questo è quello che ho acquistato io, funziona bene, è capiente, economico e ha la regolazione della temperatura: **https://tinyurl.com/y2nr48z7**

Il flusso di aria tiepida li asciugherà in un giorno o due, li potrai mettere via quando saranno secchi, cioè quando li potrai spezzare come se avessero la consistenza di un cracker. Se non si spezzano in modo così netto dovrai lasciarli asciugare ancora un po', se non sono perfettamente asciutti non si conserveranno bene. Il maggiore problema dell'essiccazione è più l'ossidazione che la temperatura, per questo è sconsigliato metterli al sole come se fossero pomodori, quindi d'estate all'aria aperta va bene, ma sempre all'ombra; proteggili dagli insetti.

Se non hai o non puoi prendere l'essiccatore, mettili su una retina per facilitare la circolazione dell'aria, temperatura ambiente confortevole - bassa umidità se possibile, poi muovi l'aria con un ventilatore. Quando sono come cracker, sono pronti. Come farei io? Essiccatore a 35 C° fino a quando sono ben asciutti. Si può alzare la temperatura fino a 40-45 C° e fare prima, ma perché fare in fretta? Anche il tempo secondo me ha la sua importanza per la bontà del risultato.

Una volta secchi ci sono diverse possibilità. Per esempio usa un barattolo ben chiuso, se hai una busta di silica gel per togliere l'umidità da mettere nel barattolo è meglio, poi lo metti in frigorifero. L'ideale? Busta sottovuoto sigillata, poi nel congelatore, così si conserveranno bene per anni. Quando ti servono dei funghi, apri la busta, prendi quello che serve, poi nuovamente sottovuoto nel congelatore. Io ho preso questa macchina per il sottovuoto, perfetta e con 5 anni di garanzia: **https://tinyurl.com/yym6aqqu**

Un altro strumento utile è un macinacaffè - il frullatore purtroppo non va bene perché i funghi secchi volano nel bicchierone quasi senza essere toccati dalla lama. Consiglio il macinacaffè perché serve per macinare i funghi quando li vorrai assumere, per diversi motivi è il modo migliore sulla base della mia esperienza, ma ti racconto meglio nel prossimo capitolo sull'assunzione e nell'approfondimento sul microdosing. In alternativa puoi usare un pestello e un mortaio, se sono ben secchi puoi farcela, ma è un lavoro lungo e il risultato sarà comunque scadente.

Ultimo strumento, affatto ultimo per importanza, è una bilancia digitale. Ne conosco tanti che hanno preso i funghi ma nessuno aveva idea di quanti ne avesse assunti. Per un pignolo come me sembra una cosa impossibile, tra una dose e l'altra ci sono differenze enormi, com'è possibile affidarsi al caso? È essenziale soprattutto le prime volte, eppure molti non sanno neppure la differenza dei pesi utili per le dosi tra funghi freschi e secchi.

Per i nostri scopi ci sono due tipi di bilance, entrambe digitali, differiscono solo per la sensibilità del peso misurato. Le bilance che cerchiamo pesano i centesimi di grammo oppure i millesimi. Se prevedi di usare il principio sintetico in polvere acquista quella che pesa i millesimi, andrà bene lo stesso e i costi non cambiano, su Amazon trovi diversi modelli che costano meno di venti Euro. Io ho preso un modello economico, funziona, lo trovi qui: **https://tinyurl.com/y5yrzhxl**

*Opzione:* se sei interessato al microdosing, di cui parlerò dopo, acquista anche un'opercolatrice - il piccolo apparecchio per incapsulare velocemente - e le relative capsule.

"The Capsule Machine" da "0" costa meno di 30 Euro e puoi preparare 24 capsule alla volta, ciascuna contenente almeno 0,2 grammi di fungo macinato fine; le migliori capsule sono quelle di "YourSupplement", ovviamente della stessa misura "0", sono trasparenti e a base vegetale, non hanno mai sofferto per problemi di umidità e quindi le consiglio, ci sono convenienti confezioni da 500 pezzi in buste richiudibili.

Con questo hai tutto quello che serve. Quello che ho acquistato io, macchina e capsule in un unico acquisto, lo trovi qui: **https://tinyurl.com/y4lzeo44**

*Riassumo:* le cose che ti ho consigliato servono tutte, ma se vuoi risparmiare e prendere solo l'indispensabile, la bilancina non può mancare. Ripeto, quella che si usa in cucina non va proprio bene, anche se è digitale e misura i singoli grammi.

## La definizione di dose

Ci sono i funghi e i tartufi, sia freschi che secchi, e la psilacetina, le dosi sono ovviamente diverse, ma per ottenere lo stesso effetto sono legate da proporzioni abbastanza precise.

Comincio con lo stabilire che i funghi freschi contengono circa il 90% di acqua, quindi 10 grammi di funghi freschi una volta essiccati diventano 1 grammo circa. Non serve pesare i funghi freschi, è meno comune consumarli appena colti, il riferimento importante è il peso di quelli ben essiccati.

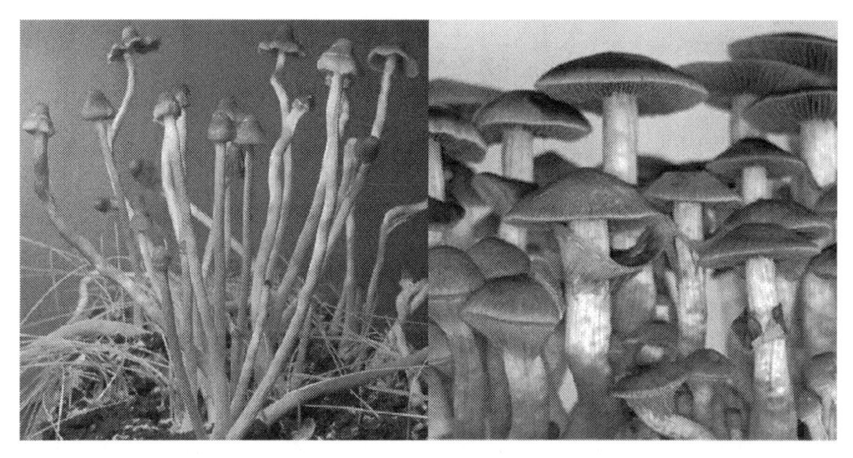

*Nelle immagini si vedono bene le differenze tra Semilanceata e Cubensis.*

Infatti quando si dice "ho preso 3 grammi" ci si riferisce sempre ai funghi secchi, mentre quando si parla di funghi freschi il riferimento normale è il numero di funghi. Questo ha senso finché sono Psilocybe Semilanceata, sono tutti piccoli e quasi uguali fra loro, ma se si parla di Psilocybe Cubensis le cose cambiano molto, le dimensioni possono variare considerevolmente e il numero di funghi non è più un riferimento attendibile.

Personalmente ho solo assaggiato un paio di volte dei Semilanceata colti durante una passeggiata in montagna, non ho riferimenti se non quello che ho letto, in tanti dicono di mangiarne tra i 20 e i 50 esemplari - questa sembra essere la dose più utilizzata tra persone con esperienza- ma non so bene per mancanza di esperienza diretta.

Se io andassi in montagna a cercarli mi porterei comunque la bilancina digitale, perché è difficile valutare a occhio la differenza tra 10 e 30 grammi freschi, ma le esperienze in cui ti portano sono letteralmente due mondi diversi, credimi. Non rischiare specialmente se è la prima volta, nonostante la lunga esperienza anche io farei molta attenzione. Portali a casa, seccali e pesali, oppure pesali e consumali direttamente in mezzo alla natura, sempre con attenzione e rispetto.

La psilacetina si misura in milligrammi, nella mia esperienza il rapporto con i funghi secchi è questo: ogni grammo di fungo secco della specie Cubensis contiene l'equivalente di meno di 10 milligrammi di psilacetina - per la precisione tra 8 e 9 mg. Infatti se sommi psilocibina e psilocina contenute nei funghi, mediamente non arrivi al 1% di contenuto sul peso totale del secco. Quindi 16-18 mg sono pari a 2 grammi di fungo secco, 24-27 mg sono 3 grammi e via dicendo.

Molto semplice ma attenzione al peso, ho letto il resoconto dell'esperienza di un tizio che per sbaglio prese 350 mg invece di 35 mg, quindi l'equivalente di oltre 35 g di funghi invece di circa 3,5 g. Sì, non è morto perché la sostanza di cui stiamo parlando è la più sicura tra tutte le sostanze vietate, ma non fu una passeggiata.

Qualche ulteriore informazione su 4-AcO-DMT, in inglese su Psychonaut Wiki: **https://tinyurl.com/nyh3e3z**

Il sovradosaggio (overdose) con i funghi è praticamente impossibile, con la psilacetina è quasi altrettanto impossibile. Parlo di psilacetina e non di psilocibina perché non ho mai trovato la seconda sul mercato. Aggiungo, per correttezza di informazione, che i dati noti sulla tossicità di cui parlo nel paragrafo sulla LD50 (Letal Dose 50) si riferiscono sempre alla psilocibina; io assimilo le due, ma a tuttora non ci sono ancora evidenze scientifiche su cui basarmi per confermare questo mio presupposto.

## I Tartufi

Infine alcune informazioni anche per i tartufi, che sono più facilmente reperibili e quindi i migliori candidati per la prima esperienza. Non ho mai trovato tabelle che indichino il rapporto tra le quantità dei funghi secchi verso i tartufi freschi, quello che sto scrivendo si basa sulla mia esperienza, ripetuta e confermata da altri. Su questa base empirica posso affermare che 3 grammi di buoni funghi secchi corrispondono a circa 15 grammi di tartufi freschi.

Non è possibile maggiore precisione, le variabili sono:

- il tipo di fungo
- il tipo di tartufo
- la quantità di principio attivo contenuto in ciascuno

Approfondisco la questione dosi per le diverse sostanze nel prossimo capitolo, ma ti anticipo che il rapporto "1 gr di fungo secco" pari a "4-5 gr di tartufi freschi" è un riferimento pratico attendibile.

I tartufi appena acquistati devono essere conservati sigillati nella loro bustina di plastica in frigorifero, restano commestibili per circa uno o due mesi al massimo, poi vanno a male. Ma anche i tartufi possono essere essiccati, pur se con maggiori difficoltà perché sono più solidi e compatti del fungo. La loro consistenza è forse leggermente più densa del gheriglio di una noce, per questo hanno tempi di essiccazione più lunghi rispetto ai funghi, che sono più soffici e leggeri. In questo caso l'essiccatore è raccomandato.

Il tartufo fresco quando viene essiccato perde due terzi del suo peso diventando molto duro, anche per questo è soprannominato "pietra filosofale". Quindi se il fungo si riduce a un decimo del suo peso originario, il tartufo si riduce a un terzo del suo peso da fresco. In questa forma si conserva a lungo chiuso in un barattolo nel frigorifero, meglio ancora se nel sacchetto sottovuoto conservato nel surgelatore.

Per calcolare la dose del tartufo essiccato - sicuramente da macinare per essere assunto - fai riferimento al capitolo 3, il prossimo.

## La LD50

Per proseguire devi sapere cos'è la LD50 - Letal Dose 50 o "dose media letale". LD50 è quel valore per cui una certa quantità di sostanza (in mg per Kg di peso corporeo) causa la morte del 50% delle cavie impegnate nell'esperimento di laboratorio.

La psilocibina ha una LD50 pari a 280 mg/Kg. di peso corporeo. Per rendere meglio l'idea, la caffeina ha una LD50 pari a 192 mg/Kg, la nicotina da 6,5 a 13 mg/Kg, la cocaina 96 mg/kg e l'eroina 21.8 mg/kg.

Se tu pesi 70 Kg per avere il 50% di possibilità di morire - se sei in condizioni fisiche normalmente sane - dovresti mangiare 19,6 grammi di psilocibina, che è contenuta in circa 2 Kg di funghi secchi.

Questo dovrebbe rassicurarti sulla sicurezza della sostanza in sé, ma non farti venire strane idee sul fatto di esagerare con le quantità, devi prima scoprire come reagisce il tuo corpo e soprattutto la tua mente. Gli effetti sono sempre legati alle quantità assunte, aumenti la dose e cambia l'effetto. Più avanti spiegherò meglio cosa vuol dire effetto.

## Niente dipendenza e assuefazione

La psilocina e molte sostanze triptamminiche in genere hanno due qualità importanti: non danno dipendenza e neppure assuefazione. Dipendenza significa che il tuo corpo comincia ad avere bisogno della sostanza per continuare a stare bene, assuefazione invece significa che devi aumentare la dose nel tempo per ottenere lo stesso effetto.

Non c'è modo di diventare dipendenti, anche perché dà tolleranza molto rapidamente.

Tolleranza significa che se assumi una dose adesso, dopo poco più di tre ore potresti assumere un'altra dose uguale e non avere nessun effetto aggiuntivo, così come se ne assumessi il doppio o più. Affinché tu possa fare una nuova esperienza deve passare una settimana circa, se la facessi prima non avrebbe effetto o ne avrebbe molto poco; questo è l'effetto della tolleranza che dà la psilocina. Con queste caratteristiche, come vedi, non si può diventare dipendenti, non solo per la tolleranza, ma proprio perché la sostanza in sé non induce dipendenza fisiologica.

L'eroina invece dà forte dipendenza, anche colture di cellule abituate a somministrazioni di eroina mostrano dipendenza - crisi di astinenza - se queste sono sospese. Chi riesce a uscire dalla dipendenza dall'eroina è un eroe, superare la forte dipendenza fisica e la fortissima dipendenza psicologica è un'impresa non comune.

I funghi invece ci lasciano liberi, una qualità in più che si aggiunge alle tante altre doti che hanno.

# 3. La prima volta

Ecco finalmente il capitolo più intrigante, perché qualsiasi prima volta è la più emozionante per tutti, vero? No, non sarà la più emozionante, lo saranno di più tutte le volte successive, anche dopo decine di esperienze.

Anche per me ogni volta è sempre un'emozione speciale, un misto di amore e timore, perché ogni singola volta non potrò mai avere la sicurezza che le cose andranno secondo le mie speranze e aspettative. Paradossalmente il tuo primo contatto con i funghi dovrà essere l'esperienza più tranquilla e sicura, perché è necessario cominciare bene se non vuoi che la prima volta sia anche l'ultima.

Assumere i funghi richiede rispetto, per tanti buoni motivi, in fondo metti tutto te stesso in mano a un'energia che agisce molto in profondità *dentro di te e dentro chi credi di essere*, è un'esperienza molto intima con te stesso, come non ne hai mai avute prima nella tua vita.

Con quanto iniziare? La dose è importante, ma prima di quella ricorda sempre il set & setting, sembra strano ma è molto più importante della dose, un set & setting adeguato ti salva da qualsiasi bad trip (brutto viaggio) o almeno ne riduce drasticamente l'intensità, gli effetti e la durata.

***La prima dose deve essere bassa, devi per prima cosa capire la tua sensibilità alla sostanza. Questa è l'informazione pratica più importante di questo libro insieme alle controindicazioni e al set & setting.***

Nel corso del tempo che conosco i funghi magici mi sono sorpreso più volte nel vedere le differenze di sensibilità tra le persone, ma dopo un po' ho realizzato che ci sono tre livelli, comprensione forse banale ma importante e da tenere sempre presente:

- sensibilità alta
- sensibilità normale
- sensibilità bassa

## Qual è la tua sensibilità?

È letteralmente impossibile saperlo fino a quando non avrai fatto almeno tre o più esperienze. Ti prego di non pensare di saperlo perché hai fatto esperienze con altre sostanze, neppure la prima volta con i funghi ti può dare indicazioni definitive. Per esempio l'esperienza con la cannabis è diversa, infatti puoi reggere bene con l'erba ma perderti nel nulla assoluto con una dose di funghi che a me permetterebbe di conversare tranquillamente con un poliziotto. La cocaina, per esempio, può darti l'impressione di essere più sicuro e lucido, ma non altera i fondamenti della realtà che percepisci in condizioni normali, diversamente da quello che avviene con gli psichedelici.

Potresti avere fatto decine o centinaia di esperienze con l'ayahuasca, avere quindi tantissima esperienza, ma il fungo ti potrebbe prendere di sorpresa facendoti fare un viaggio terrificante. Conosco personalmente più persone con centinaia di esperienze con l'ayahuasca che con i funghi sono stati portati sull'orlo del precipizio.

Ho l'esempio di un caro amico alla sua prima volta con i funghi, che alla luce delle tantissime esperienze con l'ayahuasca ha deciso di assumere poco più di 4 grammi. In quella stessa occasione io ne presi un po' più di lui, circa 4,5 grammi. Accidenti, ho passato quasi quattro ore di fila a badare a lui, andò in un'altra dimensione, non mi vedeva e neppure ricordava di avere assunto i funghi. Ho dovuto assisterlo per evitare che si facesse male, ma anche per accompagnarlo in bagno, alla fine ricordava solo frammenti di uno sparpagliamento di sé stesso in un universo che non riusciva neanche a concepire. Per lui fu un'esperienza molto istruttiva ma decisamente non facile, neppure per me che ne avevo assunto più di lui, ma questo ti mostra le differenze di risposte individuali per quantità analoghe di funghi.

Mi hanno riferito dell'esperienza di una cara amica, anche lei veterana con l'ayahuasca, con 1,5 grammi di funghi secchi ha passato ore d'inferno, spesso si è temuto di dover chiamare il soccorso medico. La fortunata presenza di una sciamana che si è fatta carico della sua sofferenza l'ha aiutata a guarire dal problema contingente, ma anche da problemi che si portava dietro fin da quando era una bambina piccola. È stata una profonda guarigione inaspettata, ma il rischio di un ricovero ospedaliero, o peggio, ha tenuto banco a lungo con grande paura per tutti i partecipanti.

Era un solo grammo e mezzo.

La quantità è davvero un'incognita finché non l'hai sperimentata di persona, e non una sola volta, meglio almeno tre o più volte. Solo così hai un riferimento che non dipende dalle condizioni psicofisiche di quell'unica occasione.

Ti porto anche l'esempio di due esperienze personali.

Il primo risale a quando ero ancora in fase di avvicinamento ai funghi e ho assunto un solo grammo. Fu un'esperienza molto interessante a livello percettivo, ma molto faticosa fisicamente, avevo una sensazione di irrequietudine e agitazione fisica che non trovava sollievo anche stando comodamente sdraiato. A un certo punto sono dovuto uscire a fare due passi in un parco vicino a dove ero alloggiato, ho dovuto camminare a lungo prima che scendesse l'effetto, solo dopo sono riuscito a rientrare e riposarmi.

La seconda esperienza è avvenuta tempo dopo, una notte da solo ho assunto 8,47 grammi, ero in una camera al buio e in silenzio. Sono stato intenzionalmente fermo in piedi per oltre quattro ore per mettermi alla prova, sono riuscito a mantenere il ricordo di me stesso e del posto in cui ero in uno stato di presenza e di grazia, come in una profonda meditazione. Naturalmente è stata un'esperienza molto intensa, presenza e grazia non indicano necessariamente un'esperienza facile, quindi non pensare di dosare con leggerezza, specialmente per le prime esperienze.

Ho una sensibilità minore di altri? Forse, anche se l'effetto del grammo singolo non me lo conferma, l'unica cosa di cui sono certo è che ho esperienza e sono solido psicologicamente, oltre a non avere la minima paura - per fiducia, non per incoscienza.

Esperienza, centratura e fiducia sono le basi principali che consentono di fare viaggi in solitaria con una dose alta, non è solo questione di sensibilità alta o bassa, pur importante soprattutto le prime volte. Queste basi sono quelle che mi hanno permesso di fare sempre belle esperienze con tutte le diverse sostanze che ho assunto nel corso degli anni: Cannabis, LSD, Salvia Divinorum, Ayahuasca e Funghi.

Se devo definire quale sia il singolo elemento più importante per le esplorazioni estreme solitarie è senza dubbio la fiducia. Io mi fido dei funghi, senza riserve, così come ho fede che la vita mi ami e mi presenti solo le esperienze che mi servono. Finché non hai questa centratura interiore aspetta a fare esperienze intense da solo, non devi dimostrare niente a nessuno, quindi non avere fretta.

**Riassumo:** prima cosa verifica la tua sensibilità, poi abbi pazienza e nel tempo fai esperienze aumentando progressivamente la quantità, per verificare come rispondi. Dopo un po' di tempo avrai capito meglio com'è il tuo rapporto con i funghi, potrai incrementare solo se avrai completa fiducia e se sei equilibrato emotivamente e psicologicamente. Considera che il rischio di un'esperienza difficile è sempre presente e non prevedibile, nonostante l'esperienza che tu possa avere maturato nel frattempo.

## Le dosi sicure per le prime esperienze

Le prime 3-4 volte sono esperienze esplorative per poter instaurare un bel rapporto con i funghi. Non ha senso pensare di provare "a caso" per vedere come va, come va lo vedrai nel tempo costruendo un rapporto col fungo, e questo lo otterrai soltanto iniziando un percorso, non con l'esperienza estemporanea. In questo paragrafo ti darò le istruzioni per cominciare in sicurezza, se inizi male con una brutta esperienza poi ti sarà difficile riuscire a fidarti, condizione indispensabile per proseguire al meglio nel tempo. Le mie istruzioni saranno schematiche per essere chiaro e comprensibile, ma ricorda che si tratta di una "Pianta Maestra" e non semplicemente di una sostanza chimica.

Per scoprire la tua sensibilità devi iniziare con una dose piccola, non c'è altro modo. Assumila rigorosamente a stomaco vuoto, quindi ultimo pasto leggero almeno 3 o 4 ore prima, sennò rischi di stare male.

Ripeto: ti serve una bilancia digitale di precisione, pesare a occhio non va per niente bene, usare quella della cucina nemmeno. La bilancia adatta la trovi online a circa 20 Euro, sia con precisione al centesimo di grammo che al millesimo, sono soldi ben spesi.

Ecco le dosi per la **prima esperienza** per ciascuna sostanza:

- **Funghi secchi: 1 grammo**
- **Tartufi freschi:** 4-5 grammi
- **Tartufi secchi:** 1,5 grammi
- **Psilacetina:** (4-AcO-DMT) 8-9 milligrammi

Per assumere funghi secchi e tartufi freschi è sufficiente masticarli bene e inghiottirli, la psilacetina in polvere la metti in una capsula oppure direttamente in un goccio d'acqua - ha uno sgradevole sapore amaro. Il tartufo secco deve essere macinato altrimenti risulta impossibile da masticare, è durissimo. La polvere di tartufo secco e quella di fungo secco possono essere assunte con acqua o con succo di limone, come descrivo in un paragrafo più avanti a proposito del "Lemon Tek".

L'effetto sale in circa mezz'ora, dura circa 3-4 ore dato che per la prima volta hai assunto una dose piccola, ma ricorda di considerare i tempi di ritorno alla realtà ordinaria come indicativi, sono valori molto soggettivi. Ti ricordo che non puoi riprendere la sostanza il giorno dopo, non farebbe nessun effetto perché dà subito tolleranza, devi lasciar passare circa una settimana prima di poterla assumere nuovamente. Saggiamente il fungo ti obbliga a prenderti del tempo per integrare l'esperienza.

Dopo questa prima esperienza cominci a capire come reagisce il tuo corpo e la tua mente.

La **seconda volta**? Vediamo quanto per ciascuna sostanza.

***Funghi secchi.*** È stata un'esperienza comunque intensa? Aumenta di circa 0,5 grammi, massimo uno, per arrivare a un grammo e mezzo, massimo due.

È stata un'esperienza leggera? Puoi pensare di aumentare di un grammo, massimo uno e mezzo, per arrivare quindi a due o due e mezzo.

Dopo la seconda potrai vedere come proseguire, se "reggi" bene allora la **terza esperienza** potrebbe essere con 3,5 grammi, quantità di sicuro effetto, che ti darà ulteriori indicazioni sulla tua sensibilità e se e di quanto eventualmente incrementare le volte successive.

Ricorda che 3,5 gr. è una dose di tutto rispetto, è sempre intensa. Pensa che freschi sarebbero oltre 35 grammi. Quando in Olanda era ancora permessa la vendita dei funghi magici, la quantità suggerita nei coffee shop ai clienti era intorno ai 10 grammi freschi a testa, quindi pari a 1 grammo secco, sufficiente per molti a dar fuori di matto - anche se spesso erano assunti insieme all'alcol e alle canne, combinazioni molto rischiose. Anche questo è stato uno dei motivi che ha portato al divieto dei funghi, il comportamento ignorante, stupido e pericoloso di tanti "avventori".

Se vorrai aumentare ti invito prima a fare un bel po' di esperienze non superando le quantità che ti ho indicato, set & setting sempre primi per importanza, più ancora della dose.

***Tartufi freschi.*** Ripeto le stesse cose dei funghi, ma devi moltiplicare quelle quantità per quattro o cinque.

- Prima, circa 4 grammi, massimo 5.
- Seconda da 7,5 a 10 grammi circa.
- La terza puoi prendere l'intera bustina da 15 grammi, sempre che la tua sensibilità te lo consenta.

Puoi dividere approssimativamente in tre parti il contenuto della bustina per capire quanto sono 5 grammi, la bilancia di precisione in questo caso non è indispensabile.

***Tartufi secchi.*** Anche qui ripeto le stesse indicazioni dei funghi secchi, ma stavolta devi moltiplicare quelle quantità per 1,5.

- Prima, circa 1,5 grammi
- Seconda da 2,5 a 3,5 grammi circa.
- La terza puoi assumere 5 grammi secchi, con attenzione alla tua sensibilità.

In questo caso la bilancia di precisione è necessaria.

***Psilacetina.*** Bilancia indispensabile, che pesa i milligrammi.

- Prima dose 8-9 milligrammi
- Seconda 15 mg.
- La terza dipende dalla tua sensibilità. Se reggi bene prova 25 milligrammi, se invece sei molto sensibile, non superare i 20 mg.

La psilacetina viene assorbita più velocemente, quindi sale in fretta e ha un picco più alto, ma la durata dell'esperienza è un po' più breve. Per questo ti dico di assumerne meno dell'equivalente in funghi.

***Riassumo tutti i dosaggi per la prima volta:*** 1 grammo di funghi secchi = 4-5 grammi di tartufi freschi = 1,5 grammi di tartufi secchi = 8-9 milligrammi di psilacetina.

Valori superiori li ottieni moltiplicando adeguatamente.

Per esempio 3 grammi di funghi secchi sono pari a 15 grammi di tartufi freschi, quasi 5 grammi di tartufi secchi e tra i 24 e i 27 milligrammi di psilacetina.

***Una nota per i funghi freschi:*** contengono circa il 90% di acqua, quindi 10 grammi freschi corrispondono a 1 grammo secco. Tara le quantità di conseguenza, ma fai attenzione e riduci un po', molti autori sostengono che l'effetto è un po' più forte se i funghi sono freschi, su questi ho meno esperienza - meno che con i funghi secchi - e mi limito a riportare per la tua sicurezza.

Durante l'esperienza spegni il telefono e non pensare di poter guidare auto o moto, ovviamente, ma neppure la bicicletta.

## Alcune riflessioni sulle dosi e sull'intensità dell'esperienza

Conosco alcune persone, tra cui il sottoscritto, che viaggiano molto bene con 5 grammi, altri invece stanno bene tra i due o tre grammi al massimo. Questi ultimi sono fortunati, hanno bisogno di meno materia prima per avere l'effetto utile. Non ti far prendere dall'idea che più è meglio, la quantità è un parametro fisiologico individuale, che varia da persona a persona, i tuoi 3 grammi possono essere molto di più - per te - dei 5 grammi per me.

Quale che sia la tua sensibilità, esistono circa 3 livelli di intensità dell'esperienza. So che alcuni autori ne descrivono 5, qualcuno addirittura 6, ma nella mia esperienza 3 sono più che sufficienti: il primo livello è leggero, il secondo è intenso, il terzo è oltre la possibilità di essere descritto. Voler mettere in categorie è in genere una semplificazione un po' grossolana, ma soprattutto è inutile. Descrivo questi livelli perché anch'io all'inizio ero interessato e volevo sapere tutto, ma capire com'è un'esperienza attraverso i livelli è una fantasia inutile. Ti faccio un esempio: ho fatto esperienze illuminanti e utili con quantità inferiori a 2 grammi, così come esperienze con dosi molto alte da cui ho riportato indietro davvero poco. La descrizione dell'intensità di questi livelli ti aiuterà a non farti prendere di sorpresa, ma quando sarai dentro ti assicuro che questa informazione ti servirà a poco.

***Il primo livello*** è oggettivamente leggero: alterazione dei colori, leggera alterazione delle sensazioni fisiche con qualche conseguenza sul senso dell'equilibrio, ma sostanzialmente è un'esperienza morbida e piacevole, o viceversa solo leggermente paranoica e fastidiosa, ma anche alternanza tra le due polarità. È percepibile l'effetto sulla mente e sui pensieri. Ovviamente non si devono guidare mezzi di nessun tipo.

***Il secondo livello*** è quello in cui ti confronti con te stesso e con gli altri, sai di essere nell'esperienza, ti ricordi di avere assunto i funghi, ci sono tante visioni colorate e frattali, sei in una realtà distorta nel bene o nel male, ma in fondo ci sei, anche quando ti chiedi se mai riuscirai a tornare alla realtà o perché diavolo ti sei messo in questa situazione, oppure ti ripeti: mai più nella vita! L'effetto su mente e pensieri è da intenso a molto intenso.

***Il terzo livello*** è quello genericamente definito "ego death", la morte di chi sei, per passare in quella dimensione in cui sei e basta. Detta così non sembra un granché, e per molti non è neppure invitante, infatti confermo che non è adatta a tutti, così come il fungo in genere non è adatto a tutti. Per andare in questa dimensione ci deve essere il set & setting perfetto - è fondamentale - ma anche equilibrio e la fiducia che la vita ti ami, ricambiata. Qui il trucco è non resistere, ma fluire in quello che vivi, perché se resisti sei nei guai. Senza queste basi fondamentali l'esperienza rischia di diventare un horror trip. In questo livello si può sperimentare la perdita della mente e dei pensieri, qualcosa di molto simile alla completa perdita di coscienza, infatti alla fine dell'esperienza molti non conserveranno nessun ricordo di quello che hanno vissuto e di quello che è successo intorno a loro - oppure non avranno modo di trovare le descrizioni sufficienti a rappresentare la loro esperienza, mancano le parole e i concetti mentali necessari. Durante l'esperienza si perdono completamente i riferimenti spazio temporali, una sensazione davvero particolare!

Qual è la dose di *funghi secchi* che ti porta in ciascuno di questi livelli? Mediamente il primo livello è 1,5 grammi al massimo a scendere, il secondo fino a circa 3,5 - 4 grammi, il terzo intorno ai 5 grammi a salire. Salire fino a dove? Un afroamericano, Kilindi Iyi, arriva a 40 grammi e dice che se 5 grammi è bagnare i piedi nell'acqua, 40 è tuffarsi nell'oceano. È lui uno di quelli che afferma che il fungo è il prodotto di una tecnologia esoplanetaria, cioè ideato e costruito fuori dal nostro pianeta.

Se sei molto sensibile i grammi diventano 1, 2 e 3.

Meno sensibile 2, 5 e 7 (quest'ultima è una dose da affrontare comunque con molto rispetto, anche se reggi bene).

*Tartufi freschi*? Ricorda il rapporto uno a cinque: 4-5 grammi di tartufo corrispondono a circa un grammo di fungo, fai i debiti calcoli mentre rileggi le dosi dei funghi secchi in relazione alla tua sensibilità.

Capisci ora perché i funghi sono più apprezzati dei tartufi? Se per fare un tuffo nelle profondità di te stesso devi mangiare 20-25 grammi di tartufi invece di 5 grammi di funghi, capisci subito che meno è meglio, che siano funghi o tartufi basta assaggiarli per capire perché.

La soluzione più gradevole e leggera - digestivamente parlando - è quando 5 grammi di funghi secchi diventano una capsula con circa 45 mg. di psilacetina. Per la psilacetina fai i calcoli in relazione alla tua sensibilità, ti ricordo ancora che un grammo di funghi secchi corrisponde a circa 8-9 mg di psilacetina.

## Ho deciso che voglio fare l'esperienza

Sei pronto a staccare dal mondo per qualche ora? Con dosi basse considera non meno di 4 ore, che aumenteranno nelle esperienze con maggiori quantità. Se puoi rilassarti e stare tranquillo anche le ore dopo è meglio. Spegni il cellulare.

Rigorosamente a stomaco vuoto da almeno tre ore, meglio se un po' di più. L'ultimo pasto prima del breve digiuno deve essere leggero, inoltre, per esperienza personale mia e di altri, evita i crostacei e i molluschi, altrimenti sarai agitato e con maggiori difficoltà a lasciarti andare all'esperienza. Attenzione anche alla carne di maiale e derivati, in molte tradizioni è vietata e credo ci siano buoni motivi, anche questa la eviterei.

Se mangi solo verdure cotte e uova non avrai problemi, evita cibi pesanti, carne rossa, legumi, caffè, ma senza preoccuparti troppo, non ci sono le tante necessarie limitazioni alimentari richieste prima dell'esperienza con l'ayahuasca, che devono essere assolutamente segnalate ai partecipanti da chi organizza esperienze con quel tipo di sostanza.

Nell'ayahuasca sono presenti gli inibitori della monoaminossidasi (IMAO), invece assenti nei funghi. Gli IMAO sono pericolosi se prima hai assunto alimenti che contengono *tiramina*, per esempio aringhe affumicate, formaggi stagionati, yogurt, carni lavorate (fegato di pollo, salumi e insaccati), salsa di soia, vino rosso invecchiato, pesce, cioccolato, avocado, fichi, fave, minestre in busta o in scatola, banane raccolte mature, caffè, lievito di birra, bevande alcoliche e molte altre ancora.

Per i funghi non ci sono particolari limitazioni, ma se il pasto prima dell'esperienza è leggero e digeribile - oltre che distanziato di almeno 3-4 ore dall'assunzione della sostanza - è ovviamente molto meglio per te.

Lontano dall'alcol da almeno 24 ore. Funghi e alcol non vanno d'accordo, funghi e cannabis sì, ma le prime volte ovviamente lo sconsiglio. L'erba sostiene la durata dell'esperienza coi funghi, ma prima di aver capito la tua sensibilità è necessario evitare.

## Un'annotazione sull'alcol

L'alcol è una droga, la più noiosa di tutte le droghe, ma è quella più socialmente accettata, fatto che fa sottovalutare il suo reale pericolo: ottunde la coscienza. Per questo motivo è così diffuso e pubblicizzato. Questo effetto è l'esatto contrario di quello che fa il fungo, che la coscienza la espande. Che senso ha prendere i funghi e bere alcol? Oltre che una profonda mancanza di rispetto verso i funghi, sono veicoli di "qualità" opposte, è una combinazione insensata che inoltre aumenta il rischio di bad trip.

Infine non mescolare sostanze in genere, lo ripeto ancora perché è importante, l'esperienza coi funghi non ha bisogno di additivi, ma se sei solo alla ricerca di sensazioni forti allora lascia stare i funghi sacri, potrebbero travolgerti e darti una dura lezione. Meglio che cerchi da altre parti, lontano dalle sostanze triptamminiche.

## Come assumere i funghi?

Ci sono diversi modi, alcuni anche abbastanza fantasiosi, ne trovi tanti online, ma io vorrei darti solo un paio di sistemi semplici e collaudati.

Il primo è molto basico: pesi i funghi secchi, poi li mangi masticandoli bene, alla fine puoi aiutarti con un goccio d'acqua per mandare giù le briciole e ripulirti la bocca.

Il secondo è quello che ti consiglio qui sotto, io e tanti altri abbiamo sempre usato questo metodo, va bene sia per i funghi che per i tartufi, tutti e due secchi e macinati fini.

## Lemon Tek

Prepara la tua quantità di funghi, poi macinali in modo che diventino una polvere possibilmente omogenea. Trasferisci la polvere ottenuta in un barattolo con coperchio, aggiungi il succo di limone fresco appena spremuto in quantità sufficiente a bagnare bene la polvere, coprendola un po' con il succo.

La polvere e il limone devono stare a contatto per 20-25 minuti al massimo, trascorso questo tempo si beve. Mentre aspetti ogni tanto agita bene il contenuto (il barattolo deve essere ermetico), in modo che fungo e limone siano bene a contatto tra loro. Se non agiti bene alcuni grumi di polvere potrebbero non bagnarsi con il limone, quindi shakera senza farti problemi.

Dopo che è trascorso il tempo necessario (ripeto, al massimo 25 minuti), puoi aggiungere un goccio di acqua per rendere la miscela più liquida e più facile da bere, poi bevi il contenuto, infine aggiungi un po' d'acqua nel barattolo per sciacquarlo e bevi anche questa.

Questa tecnica è chiamata Lemon Tek, sulla rete troverai diverse descrizioni, ma qui ti ho descritto quello che serve.

Perché assumere i funghi con il Lemon Tek? Il limone copre un po' il sapore del fungo e ci aiuta a berlo velocemente; forse non sarà buonissimo, ma se hai bevuto l'ayahuasca troverai delizioso il Lemon Tek. Il motivo principale per cui si usa il limone è la sua acidità, così da iniziare la trasformazione della psilocibina in psilocina, che altrimenti avverrebbe nell'acidità dello stomaco impiegando più tempo. È proprio il tempo di conversione nello stomaco che potrebbe dare fastidio nella prima mezz'ora, quindi il limone riduce questo tempo e il conseguente rischio di nausea e malessere.

Il sistema in pratica funziona, se avrai un po' di nausea sarà più breve, mentre non credo che intensifichi l'esperienza. Su internet ho letto affermazioni che mi sembrano molto improbabili, per esempio "raddoppia o più l'effetto della dose". Mediamente sale prima e un po' più velocemente, questo è probabile, ma che raddoppi o triplichi la potenza non corrisponde affatto alla mia esperienza.

Altri sintomi mentre sta salendo l'effetto sono la lacrimazione abbondante e gli sbadigli, questi ultimi possono essere particolarmente intensi o profondi, nessun problema va tutto bene, al limite goditeli. Percezione della temperatura: potresti provare freddo e caldo, anche in sequenza, ma il freddo è la sensazione più comune. Organizzati per coprirti e scoprirti, stare bene fisicamente aiuta ad avere una bella esperienza.

## Cosa aspettarsi dopo l'assunzione?

Ogni esperienza è diversa dalle altre, ma alcuni punti fissi ci sono per tutti.

La fase che segue l'assunzione viene chiamata "body load", è quel periodo di tempo in cui il corpo "carica" la sostanza e dura da 15-20 minuti a un'ora circa. Qualche volta il body load dura anche più di un'ora e questo potrebbe dare l'impressione che la dose non stia facendo nessun effetto, ma se hai preso una quantità sufficiente l'effetto salirà di sicuro. Non può succedere come a volte capita con l'ayahuasca o la salvia divinorum, dove prendi una o più dosi e non succede nulla. Un amico mi ha raccontato di avere assunto 5 grammi di funghi secchi, ma dopo un'ora che non succedeva nulla ha deciso di prendere altri 2 grammi. L'effetto è salito poco dopo, esperienza spaventosa, è stata l'ultima volta che ha preso i funghi! Ricorda, la dose di funghi magici fa sempre effetto, anche se dovesse servire più tempo del normale.

Le prime volte durante il body load potresti avere un po' di nausea o fastidio allo stomaco, se dovesse comparire potrà durare una mezz'ora circa, i disturbi comunque passeranno appena comincerà a salire l'effetto. Un po' di ansia e agitazione, se compaiono, sono abbastanza frequenti, ma anche questi a un certo punto se ne vanno, non dargli peso e ricordati che è normale.

Al body load segue la fase più intensa, raggiungi il picco di intensità dopo circa 30-40 minuti dal momento in cui cominci a sentire l'effetto. Questa fase più intensa può durare da una a tre-quattro ore, dopodiché l'effetto comincia a scendere. Puoi pensare di considerare chiusa l'esperienza da 4 a 9-10 ore dopo. Lo so che è come non dire nulla di preciso, ma dipende da quanta sostanza e da come rispondi tu, queste sono le durate che ho sperimentato nel tempo.

Durante il viaggio potresti avere fame e sete, senza esagerare con le quantità puoi mangiare della frutta secca senza problemi - meglio le noci - e puoi bere acqua. Se invece dovessi assumere zucchero - in bevande o cibi, frutta fresca compresa - metti in conto una leggera riduzione di intensità dell'esperienza. Lo zucchero o il miele possono essere un modo per abbassare la pressione di un'esperienza che fai fatica ad affrontare, da riservare come ultima spiaggia se proprio pensi di non farcela e per ricevere un piccolo aiuto.

Quando hai finito l'esperienza e hai assolutamente bisogno di tornare velocemente a contatto con la realtà quotidiana puoi assumere prodotti che contengono zucchero, per esempio biscotti e Coca Cola, ma se puoi evitare è meglio. Lo zucchero non è salutare ma soprattutto perderesti il piacevole stato di leggerezza che altrimenti durerebbe ancora qualche giorno dopo la sessione.

Per intenderci, sarai in grado di fare le azioni quotidiane senza interferenze, ma con una sorta di serenità e di centratura interiore che ti faranno stare bene. Se puoi, allora evita lo zucchero, gli stimolanti e ovviamente gli alcolici, in modo da prolungare questo stato di grazia il più a lungo possibile. Questa benefica azione sottile è anche una caratteristica del microdosing, di cui scrivo più avanti negli approfondimenti.

Cosa aspettarsi dall'esperienza? In estrema sintesi devi aspettarti di affrontare diversi livelli di intensità. Cosa è intenso per te è un dato molto soggettivo, ma anche adottando la tua scala soggettiva sicuramente sperimenterai una salita dell'intensità, un picco e poi una discesa.

Durante l'esperienza ci sono spesso delle fluttuazioni, come delle ondate che salgono e scendono, è una caratteristica tipica del viaggio interiore coi funghi; le puoi sentire mentre sei in una qualunque fase del viaggio e quindi a qualsiasi livello d'intensità. Nei momenti in cui l'onda ti ha portato al punto più basso potresti pensare che stia finendo l'effetto, ma basta poco che ricominci a salire, facendoti realizzare che sei ancora in alto mare, e magari l'intensità massima del viaggio deve ancora arrivare.

Il termine "intensità" non basta però a spiegare l'evoluzione del viaggio, così come trovo abbastanza superficiale la descrizione di cosa e come vedi: colori diversi, frattali, pareti che respirano, quadri che si muovono, auree colorate, etc. Le visioni le hai soprattutto a occhi chiusi, a volte possono diventare così intense che vorrai aprire gli occhi per diminuirne l'intensità.

La cosa più interessante che avviene è che il fungo sposta, a volte "spegne", la percezione che tu hai di te stesso. Per spiegarmi meglio, quello che tu pensi di essere, il chi credi di essere che esprimi dicendo "io", ecco, questo "ego" a volte viene profondamente cambiato o anche spento. Può essere piacevole oppure no.

Dico a volte perché non sempre succede, ma questa è la magia del fungo che personalmente desidero di più. Ti si può aprire una percezione del "sé" (chi sono io) molto diversa, una specie di nuovo "io" che però non è un punto definito, è dilatato fuori da spazio e tempo, è più vicino al "Sono" di alcune esperienze mistiche, "la goccia che si scopre oceano".

Non sei più separato dal "fuori da te", tu sei tutto e viceversa. Quello che vedi e senti arriva a te senza l'interposizione della mente, che in questo momento tace. La mente ora è uno strumento in cui non sei più identificato, riesci a usarla in modo distaccato. Di solito la mente è come una radiolina che fa chiasso senza sosta, senza nessun controllo da parte nostra, proprio dentro la nostra testa. Ora invece puoi usarla solo se ti serve. In questo stato di grazia puoi anche non usarla e sperimentare la percezione diretta della realtà, senza i filtri della mente, senza le etichette che descrivono e attribuiscono un significato a qualsiasi cosa intorno e dentro di te.

Uno dei doni più importanti che può farti il fungo è di vivere la comprensione che tu non sei i tuoi pensieri, ma sei invece una presenza che è oltre la mente e oltre l'identificazione abituale con il tuo corpo fisico. Se fai attenzione ti accorgerai facilmente che sui pensieri non abbiamo quasi nessun controllo e che tendono sempre a portarci via. La meditazione è la prova di questo fatto: se stai nella quiete interiore basta un nulla per distrarsi e perdersi dietro a qualsiasi pensiero, venendo meno all'intenzione iniziale di osservarli e basta. Considero la meditazione come un ottimo esercizio per allenare due qualità: sviluppare la capacità di non lasciarsi trasportare via dai pensieri e rendersi conto che non siamo i nostri pensieri, che dietro a questi flussi di pensieri c'è sempre un Testimone imperturbabile, che è quello che noi siamo veramente.

Un viaggio, sia bello che brutto, ti può far comprendere molte cose importanti, il fungo può farti vivere e comprendere cosa significa essere nel qui e ora, il momento presente di cui parlano tutte le tradizioni sapienziali antiche e moderne. Ma non ti illudere, se vuoi cambiare veramente devi "lavorare" anche nello stato di coscienza ordinario, il fungo ti dà la visione e ti porta in una dimensione divina, tu poi devi dargli consistenza facendo un percorso di crescita interiore nel quotidiano. Ricorda che finita l'esperienza torni comunque e inevitabilmente al punto di partenza.

Se stai già facendo un percorso psicologico o spirituale e ti accorgi che sei un po' concettuale o mentale nel tuo percorso, forse per una volta grazie ai funghi potrai abbandonarti all'esperienza diretta senza interferenze dell'ego. Con i funghi potresti vivere un'esperienza in prima persona dove non c'è spazio per il concettualismo o per astratte raffigurazioni mentali.

## La soluzione perfetta e legale per fare la prima esperienza

Sei affascinato dalle possibilità di espansione della coscienza offerte dalla psilocibina, sei attratto dalle comprensioni che potresti avere durante un'esperienza interiore attraverso l'assunzione di una sostanza enteogena, ma esiti perché la sostanza è illegale o per qualsiasi altro motivo personale o legato al contesto in cui vivi.

Vorresti provare ma temi le conseguenze legali, fisiche, sociali e personali, quindi stai per lasciar perdere, ma ti dispiace molto non fare questa esperienza almeno una volta nella vita. Forse non sai bene se sei adatto a fare questa esperienza, vorresti capire meglio se approfondire questo interesse oppure lasciar perdere.

Come fare? La soluzione è semplice, sicura e perfettamente legale, si chiama ***Synthesis Retreat***.

Un gruppo di ricercatori ha creato un set & setting ideale in Olanda, dove l'uso dei tartufi è legale. Si tratta di una grande villa, di una bellezza spettacolare e immersa nel verde appena fuori Amsterdam, dove propongono esperienze con la psilocibina sia singolarmente che in gruppo. Le immagini del posto le puoi vedere qui: **https://tinyurl.com/y5jo5e9d**

Come vedi non si tratta di comprare tartufi in un Coffeeshop e chiudersi in una triste stanza d'albergo sperando che vada tutto bene!

Qui trovi tutte le informazioni su cosa propongono e come lo fanno: **https://tinyurl.com/yycjxv5l**

Hanno tutto quello che serve per garantire la migliore esperienza, dalla visita medica ai colloqui individuali, i facilitatori durante la cerimonia sono numerosi e preparati, sono sicuramente l'organizzazione più strutturata e all'avanguardia in Europa.

Raccolgono dati dalle esperienze - rigorosamente anonimi se li autorizzi - e collaborano con l'Imperial College di Londra, l'unico centro in Europa di ricerca scientifica sulle applicazioni della psilocibina. Sostengo il loro lavoro perché è la sola speranza che vedo per arrivare un giorno a decriminalizzare questa sostanza miracolosa.

Il loro sito è già un'evidenza di come lavorano bene, mentre le testimonianze lasciate dai partecipanti sono la prova della bellezza dell'esperienza e della professionalità e accoglienza degli organizzatori. I costi sono in linea con le qualità del posto: ospitalità a 5 stelle, presenza di personale medico, alto livello di assistenza e professionalità degli operatori. Se puoi permettertelo è consigliato senza riserve.

Anche in questo caso serve la conoscenza della lingua inglese! Se non parli inglese o non così bene da sentirti sicuro, scrivimi. Alla fine del libro trovi l'indirizzo mail. Organizzerò ritiri in Olanda con il supporto nella nostra lingua.

Passiamo nel prossimo capitolo a un componente magico di cui non dovresti fare a meno, cosa aspettarti dall'esperienza dipende molto da questo importante elemento.

# 4. La musica

Il contenuto della colonna sonora del tuo viaggio è ovviamente una scelta molto soggettiva, ma ci sono alcuni punti fissi da considerare validi per tutti. Chi vorrà creare la sua playlist personale dovrà per prima cosa suddividere tutta la musica in tre categorie:

- musica senza qualità,
- musica di qualità
- musica ispirata

Solo durante l'esperienza coi nostri amici funghi sei nelle condizioni ideali per distinguerle, io mi sono creato delle playlist in anni di ascolto e selezione, soprattutto durante esperienze cerimoniali. Di cerimonie scriverò nella seconda parte, dopo avere esaurito tutti gli aspetti pratici.

La mia playlist musicale si è evoluta dopo ripetuti ascolti, le prime volte avevo ovviamente inserito le musiche che mi piacevano di più, ma poi la maggior parte le ho eliminate perché ho scoperto l'abisso che le separava da quelle ispirate, che determinano esperienze molto diverse. Cosa sia una musica ispirata lo si capisce quando la senti durante un viaggio, perché è in grado di guidarti nell'esperienza e di *parlarti* - letteralmente - di quello di cui hai bisogno in quel momento.

Ascolta per esempio Bobby McFerrin, non fermarti a "Don't Worry Be Happy" e scoprirai chi è veramente, un Uomo Medicina che aiuta l'umanità con le sue composizioni. Come lui ci sono diversi autori che fanno musica magica, cercali con questa intenzione e li troverai.

In questo link trovi un articolo in inglese che parla di playlist per esperienze con i funghi, non tanto perché le musiche proposte mi piacciano o meno, ma per mostrare quanto la musica sia importante: **https://tinyurl.com/y64njmey** e anche qui: **https://tinyurl.com/y7uad7fl**

Sulle musiche senza qualità non c'è nulla da dire se non che possono peggiorare il tuo viaggio, meglio evitarle, ma lo capirai facendo esperienze.

Le musiche di qualità invece hanno un limite più sottile e sfuggente, di essere cioè una proiezione emozionale e mentale dell'autore. Queste musiche non si innalzano oltre al loro livello, non riescono a elevarsi al livello di percezione alta e sottile in cui potresti essere in quel momento, cosa che invece riesce molto bene a quelle ispirate. L'ispirazione era concessa dalle Muse, divinità a cui si rivolgevano gli artisti di tutte le epoche per poter concepire un'opera creativa, quindi la mitologia ci mostra che l'ispirazione è superiore all'intelletto ed è fuori da noi, arriva da un piano superiore al nostro piano umano.

So che questo passaggio è abbastanza astratto, distinguere tra qualità e ispirazione è cosa che si riesce a fare solo con l'esperienza diretta, ma qui vorrei farti un regalo, un brano ispirato per farti capire questa differenza e che ti faciliti nella ricerca. Che è speciale si sente anche in stato di coscienza ordinario. Usa altoparlanti di qualità o le cuffie, poi chiudi gli occhi: **https://tinyurl.com/y3u96pmq**

La playlist adatta alle esperienze la crei applicando anche altre istruzioni specifiche che trovi di seguito:

- non mettere dischi interi di un solo autore. Crea una playlist di autori diversi, magari di alcuni potranno esserci più brani, ma cerca di avere più varietà.

- non mettere brani troppo lunghi, *10 minuti sono molto lunghi in stato di coscienza non ordinario*, quindi ti consiglio spassionatamente di rimanere entro i 6-7 minuti circa. Uno di 10 minuti o più dovrebbe essere l'eccezione perché è un brano super speciale, non la regola.

- alterna anche i generi, non mettere tanti autori di un solo genere. Va bene la musica elettronica, ma anche quella con strumenti "naturali", brani innovativi ma anche "tradizionali", la musica classica potrebbe sorprenderti, tra Mozart, Bach e Beethoven è difficile trovare qualcosa di non ispirato.

- evita brani cantati in una lingua che tu e i partecipanti potete capire, almeno nella prima fase più intensa. Questo permette di non stimolare la mente razionale, ma anche di evitare testi inappropriati a quello che stai vivendo. La voce umana intesa come se fosse uno strumento va sempre bene, ci sono brani cantati davvero meravigliosi, ma funzionano meglio in lingue incomprensibili.

Verso la fine dell'esperienza, o dopo la chiusura formale, puoi mettere quello che preferisci, sempre privilegiando brani ispirati o almeno di qualità.

Detto questo, l'importanza dell'alternanza e varietà deriva dal fatto che durante l'esperienza la musica diventa un portale che ti permette di accedere a diversi stati d'animo, soprattutto a diversi stati di coscienza. Un brano può portarti all'inferno ma prima o poi finisce, e quello dopo ti cambia completamente portandoti altrove.

Se crei una bella playlist è come se programmassi un viaggio ricco e variegato.

Riproducila in modalità casuale e ti sorprenderai a scoprire sonorità che non avevi mai sentito, nonostante tu magari conosca molto bene ogni singolo brano. Questo aspetto è davvero sorprendente, mi è capitato spesso di non riconoscere brani che avevo scelto e selezionato con cura, che conoscevo molto bene per averli ascoltati letteralmente decine di volte.

La musica è un portale meraviglioso, dà una struttura all'esperienza - ma anche contenuti se è musica ispirata - e la rende varia e più sicura, perché ti aiuta a interrompere situazioni sgradevoli che potresti sperimentare. Quando cambia la musica, cambia subito il tuo mood.

Se desideri puoi preparare una scaletta precisa, ma è difficile programmarla in relazione alle fasi dell'esperienza, io ci sono riuscito dopo molte esperienze e poi sono comunque tornato alla modalità casuale, non sapere cosa ti aspetta è più efficace per l'effetto che produrrà dentro di te.

Tu devi solo selezionare tanta musica ispirata e poi lasciarla andare a caso - caso che notoriamente non esiste, infatti ti capiteranno sempre le musiche giuste al momento giusto, un'altra delle magie del fungo. Durante l'esperienza puoi sospendere la musica e lasciare dei periodi di silenzio, e scoprire che paradossalmente l'intensità potrebbe salire in modo magico e meraviglioso.

La completa assenza di musica per tutta la durata del viaggio ha senso solo se hai fatto abbastanza esperienza, infatti la scelgo sempre per le mie cerimonie notturne in solitaria, così evito distrazioni ed entro ancora meglio dentro me stesso. Se invece sei alle prime armi la musica è meglio che ci sia, perché se si innescassero pensieri disturbanti o paranoici, per esempio, senza il cambio della musica sarebbe più difficile disinnescarli. La musica che cambia ha il potere di interrompere o attenuare qualsiasi stato interiore di paura e di altre emozioni disturbanti; per questo motivo consiglio brani non troppo lunghi, 10 minuti possono sembrare ore in certe condizioni.

Un altro suggerimento utile per la playlist è quella di pensare di farne almeno un paio, una per la prima fase più intensa e l'altra più sociale, quando passa il picco riprendi meglio il contatto con gli altri, quindi la prima parte più "ognuno per sé" e più introspettiva, la seconda più aperta al mondo.

Infine, chi mette la musica? Fai attenzione, la musica è importante, non c'è niente come una musica di merda - chiamiamola con il suo nome - per farti sentire molto disturbato. Finché sei da solo non hai problemi perché puoi cambiare o interromperla, ma quando sei insieme ad altri, in uno stato di coscienza alterato, possono insorgere fastidiosi contrasti su che cosa ascoltare.

Dato che inizialmente farai sempre esperienze con una o più persone ti suggerisco di concordare prima chi mette le musiche, magari quello più apprezzato da tutti per il suo gusto e conoscenza musicale. Anche in questo caso si conferma l'importanza fondamentale del set & setting, scegliere con chi fai il viaggio è sempre cosa non banale. Non farlo con chiunque per "farsi due funghi insieme" come se si trattasse di fumarsi una canna, potrebbe diventare un'esperienza allucinante, è molto meglio evitare.

# 5. Il Bad Trip

Inizio sottolineando la distinzione tra un Bad Trip - cioè un brutto viaggio - e un Challenging Trip - un viaggio impegnativo. Il bad trip si può definire come un viaggio orribile che può produrre danni psicologici più o meno seri, mentre il challenging trip è un viaggio "scomodo", che quando viene integrato produce benefici di lungo termine.

Nel provocare esperienze negative è fondamentale il set & setting, se è inadeguato anche solo uno dei due elementi la brutta esperienza diventa molto probabile.

Cos'è quindi un bad trip? Ancora ritorniamo ai due livelli, il fisico e l'emotivo-mentale. Un bad trip ha sempre una forte componente emozionale e mentale, ma a volte l'innesco della brutta esperienza può avere una causa fisica. In assenza di patologie fisiche di partenza - problemi di cuore o epilessia per esempio - il malessere fisico può essere causato dal non aver lasciato passare almeno 3-4 ore dall'ultimo pasto - leggero! - oppure aver bevuto caffè o alcol poco tempo prima dell'assunzione.

Ricorda che durante la mezz'ora dopo avere assunto i funghi hai il body load, che può causare malessere insieme all'eccitazione mista a tensione e paura, abbastanza comuni quando inizi il viaggio. Questa fase passa quando l'effetto inizia a salire, fase annunciata da visioni più o meno colorate che vedi soprattutto chiudendo gli occhi. In questo momento il malessere finisce e cominci a entrare nell'esperienza.

Il bad trip non è necessariamente lungo quanto la durata totale dell'effetto. Così come può iniziare rapidamente, altrettanto in fretta può finire e trasformarsi in qualcosa di completamente diverso. Quando la musica che stai sentendo cambia, niente di più facile che cambi anche il tuo stato d'animo. Quello che stai vivendo sono paura e insicurezza, normali per chi non ha esperienza.

"Riuscirò mai a uscire dal viaggio?" o "in che casino mi sono messo?" sono le domande tipiche di chi si sente in crisi e comincia ad avere pensieri paranoici. In certi momenti è molto facile darsi addosso, osserva gli scherzi che ti fa la mente e non identificarti, lasciali andare e osservali con curiosità e senza paura.

Ci sono anche altri effetti che potrebbero subentrare, come la perdita totale del controllo sui tuoi pensieri e del coordinamento fisico, disorientamento spaziale e profonda alterazione della concezione del tempo. Non tentare di controllare e mantieni un centro consapevole capace di osservare quello che sta succedendo dentro di te.

Quando le nostre percezioni vengono alterate dai funghi magici tendiamo a essere molto più sensibili agli stimoli esterni come suoni, odori, immagini, energie ed espressioni delle persone circostanti. Questa sovrastimolazione può spaventare, spesso si reagisce irrigidendosi e cercando di respingerne gli effetti, ma ottenendo solo il peggioramento della situazione.

Come fare? Non combattere, fai sì che una parte di te osservi quello che sta succedendo e ci fluisca insieme, è molto meglio provare curiosità che paura. I terapeuti che usano la psilocibina nelle sessioni con i loro pazienti hanno riassunto molto bene quello che serve ricordare nei momenti di difficoltà: "fidati, arrenditi, lascia andare". Ricorda che sei sempre al sicuro, abbi fiducia. La tua paura ottiene solo l'effetto di aumentarne la forza, perché "l'energia segue il pensiero".

È per questo che è molto importante che non solo tu goda di buona salute mentale, ma che anche la compagnia con cui stai vivendo l'esperienza sia fidata e gradita. Sono due aspetti essenziali per poter superare questi possibili ostacoli. Non ripeterò mai abbastanza quanto vale il giusto set & setting, è così evidente soprattutto in questi momenti. Il set & setting giusto ti aiuta a uscire da un bad trip, ma prima ancora a non entrarci.

Se da una parte gli effetti dei funghi magici possono essere strabilianti, dall'altra possono creare situazioni che vivi come opprimenti. A volte la bellezza di un viaggio psichedelico può nascondere un puzzle di scherzi mentali e visioni enigmatiche. Devi essere abbastanza forte da lasciarti trasportare da questo flusso di pensieri e osservare fino a dove ti porterà la psilocina. Cercare di respingere questi effetti è solo controproducente, per cui evita assolutamente di combattere le sensazioni iniziali di paura, accoglile e osservale sapendo che fanno parte dell'esperienza psichedelica. Ricorda che psichedelico significa "manifestazione della psiche", se possibile goditi lo spettacolo.

Tuttavia se il 'bad trip' non dovesse svanire si possono adottare alcune strategie che potrebbero aiutarti a risolvere il problema.

- Raggiungi un posto tranquillo e appartato dove puoi sederti o sdraiarti. Controlla la temperatura dell'ambiente, una camera troppo calda o troppo fredda potrebbe peggiorare le sensazioni.
- Concentrati sul respiro, che dev'essere calmo e profondo. Forzati a respirare così e ti calmerai.
- Bevi una bevanda ricca di zuccheri per aiutare il flusso sanguigno a neutralizzare gli effetti della psilocina. Ti sentirai subito più forte e disposto a resistere ai cattivi pensieri.
- Esistono alcune erbe rilassanti che possono aiutare a diminuire la paura e le tensioni negative. Tè e pillole di valeriana possono essere molto efficaci.
- Sciacquati ripetutamente la faccia con acqua fresca.

È molto importante ricordare che tutto ciò che inizia ha sempre una fine, che anche l'esperienza senza dubbio finirà così com'è iniziata. Ricordati che sei in un'esperienza psichedelica, che hai mangiato dei funghi psicoattivi, che anche se ti senti impaurito e insicuro comunque va tutto bene perché tutto questo può accadere, infatti adesso sta succedendo proprio a te.

Nonostante ciò un viaggio psichedelico può essere un'esperienza meravigliosa, da cui apprendere molte cose su sé stessi, vivendo attimi di puro stupore e di profonda saggezza. La psilocibina ha un forte effetto sulla nostra mente e un brutto viaggio è quasi sempre causato dalla paura.

Anche le strategie che adotterai per superare le paure e affrontare gli scherzi della mente saranno un motivo per ricordare con piacere l'esperienza vissuta, traendone insegnamenti utili per la tua vita quotidiana.

Prima di iniziare è importante che tu e gli altri partecipanti vi dichiarate esplicitamente che ciascuno si deve prendere cura di sé stesso e dei presenti. Siete amici, ti darà fiducia sapere che tutti siete reciprocamente pronti a dare aiuto a chi serve, aiuterà te e gli altri ad affrontare più serenamente quello che vi aspetta.

Infine riporto la sintesi di due ricerche fatte dalla Johns Hopkins University su quasi 2000 persone che avevano avuto brutte esperienze (bad trip) durante l'uso di funghi psilocybe, sono risultati interessanti e utili da sapere.

Il dato più rilevante è che l'84% ha affermato che aveva avuto benefici nonostante il malessere psicologico provato. Esperienze non facili se il 28% ha affermato che il bad trip era stato tra le 5 peggiori esperienze della vita, e l'11% la più brutta esperienza della vita in assoluto. La maggior parte di quelli che hanno avuto paura di morire o sensazioni legate alla propria morte riferisce che sono state esperienze altamente spirituali, mentre tanta più è stata la paura provata, tanto più l'esperienza è stata utile per migliorare la vita proprio sull'aspetto della paura.

Dall'analisi dei dati delle interviste i ricercatori sono stati in grado di identificare 7 caratteristiche comuni a tutti i "bad trip", anche se non necessariamente tutte presenti nella stessa esperienza: paura, dolore, malessere fisico, sensazione di impazzire, isolamento, morte, paranoia.

Il 7,6% dei partecipanti al sondaggio ha dovuto ricorrere a trattamenti psicologici nell'anno successivo, durante l'esperienza il 2,6% si è comportato in modo aggressivo o violento e il 2,7% ha ricevuto assistenza medica. Ti ricordo che tutti i circa 2000 soggetti sono stati intervistati perché avevano fatto brutte esperienze con i funghi, i "good trip" erano rigorosamente esclusi.

Il dato forse più sorprendente, ma molto interessante, è che alla domanda "se avrebbero ripetuto l'esperienza con le stesse difficoltà e problemi", il 47% ha risposto di sì. In conclusione i ricercatori arrivano alla seguente constatazione: "L'incidenza di comportamenti a rischio o di sofferenza psicologica persistente è estremamente bassa quando la psilocibina viene somministrata in studi di laboratorio a partecipanti selezionati, preparati e supportati". Di fatto ripetono gli stessi contenuti sviluppati in questo libro: selezione, preparazione e set & setting.

## Perché vuoi assumere i funghi?

Ti sei mai chiesto perché vorresti assumere i funghi magici?

Ho constatato che nella maggior parte dei casi si assumono funghi per divertimento, quindi scopo ricreativo. Purtroppo, ripeto, è un motivo sbagliato, posso capire soltanto quelli che decidono di assumere i funghi in un contesto naturale, perché grazie alla natura si può scoprire che c'è molto di più. I funghi sono uno strumento di espansione della coscienza e di autoconoscenza straordinariamente efficace, ma solo se sei disposto a metterti in gioco. Puoi ottenere una visione più grande della vita, ripercussioni positive sull'esistenza di tutti e aumentare la tua comprensione su te stesso e sulla vita che stai vivendo.

Nella seconda parte approfondirò come potresti fare.

# 6. Aspetti medici

Ti ricordo quanto scritto nell'introduzione, nella parte intitolata "Nessun consiglio medico o psicologico": è fondamentale. Quando scrivo "curare" o termini simili, non sto affermando verità scientifiche accettate dalla medicina occidentale, semplicemente riporto quanto affermato in ricerche di cui metterò le fonti - purtroppo spesso solo in lingua inglese, perché in Italia al momento non ci sono protocolli di ricerca noti.

Dove riporto l'elenco di comuni farmaci da banco - o principi attivi - non compatibili con la psilocibina, sia chiaro che non posso descrivere tutti i farmaci incompatibili. Se un farmaco che assumi non è nella lista, non significa che tu possa assumere psilocibina senza problemi: consulta sempre il tuo medico. Non voglio che tu ti faccia male e io non vorrei finire in galera, non sono un medico e per legge non posso - e non voglio - assumermi questa responsabilità. La responsabilità è solo tua.

## La psilocibina e la compatibilità con i farmaci

Dal momento che la psilocibina è un potente agonista della serotonina, è meglio evitare di usarla mentre si utilizzano farmaci che alterano il sistema della serotonina, come gli antidepressivi SSRI - per esempio il Prozac.

Qui un approfondimento in inglese:
**https://tinyurl.com/y78bk3np**

Inoltre sono da evitare i farmaci che contengono inibitori della mono amino ossidasi (IMAO), potrebbero aumentare di molto l'intensità dell'effetto e avere effetti collaterali anche letali. Lo stesso tipo di raccomandazione vale per l'uso di Litio o altri triciclici usati per normalizzare stati psicologici, da evitare con attenzione. I farmaci che ho indicato fin qui possono indurre una Sindrome Serotoninergica, un tipo di grave avvelenamento che puoi approfondire qui: **https://tinyurl.com/yyhmb9wt**

Inoltre non assumere insulina, ipoglicemizzanti orali, farmaci antiepilettici o cardiovascolari (ad eccezione dei farmaci anti-ipertensivi).

NON assumere prodotti farmaceutici da banco, quindi acquistabili senza prescrizione medica, che contengano i seguenti componenti:

- Destrometorfano (contenuto in alcuni noti sciroppi per la tosse)
- Pseudoefedrina (sintomatici per l'influenza e molti antiallergici da banco)
- Codeina (analgesici e antitussivi)
- Sinefrina da arancio amaro (può causare tachicardia, iperagitazione, aritmie, crisi ipertensive e problemi cardiaci in genere)
- Linezolid (antibiotico con proprietà IMAO)
- Vasocostrittori nasali
- Salbutamolo Solfato (per esempio il Ventolin, che potrebbe causare sbalzi pressori pericolosi)

Ho voluto riportare queste indicazioni perché si tende a sottovalutare il fatto che questi prodotti, anche se alcuni sono acquistabili senza prescrizione medica, sono farmaci con effetti pericolosi se interagiscono con la psilocibina. La regola d'oro è NON assumere psilocibina se stai prendendo farmaci di qualsiasi tipo, altrimenti devi chiedere al tuo medico, sempre.

## La psilocibina usata come farmaco

### Trattamento delle Cefalee a grappolo

Le cefalee a grappolo sono spesso descritte come il tipo di mal di testa più doloroso e dirompente. Sono descritte come più intense dell'emicrania, ma in genere hanno durata più breve. Gli attacchi notturni sono spesso più dolorosi e intensi degli attacchi diurni, ma ovviamente entrambi interferiscono significativamente nella vita di una persona.

Non sono stati ancora pubblicati studi sistematici che descrivono i risultati di un trattamento delle cefalee a grappolo con la psilocibina, ma una miriade di rapporti aneddotici ha attirato l'attenzione della comunità medica. A metà degli anni 2000 i professionisti del settore medico iniziarono a prendere atto della psilocibina e dell'LSD come possibili trattamenti per la cefalea a grappolo, dopo che alcuni dei loro pazienti riferirono la remissione delle loro condizioni in seguito all'uso psichedelico personale (e successive automedicazioni).

Un recente sondaggio ha riportato che la psilocibina potrebbe essere un trattamento più efficace rispetto ai farmaci attualmente disponibili, con quasi il 50% dei pazienti che descrivono la psilocibina come un trattamento completamente efficace.

Ulteriori informazioni e approfondimenti su Wikipedia:
**https://tinyurl.com/y66pat94**

Altre informazioni:
**https://tinyurl.com/y664wqye**

Ulteriori informazioni:
**https://tinyurl.com/y4ujd4tm**

Non ho maggiori informazioni di quelle che si possono trovare online su quantità e modalità per trattare questo grave disturbo, ma io personalmente per cominciare valuterei il microdosaggio, non ha effetti collaterali e non è così "invasivo" come invece potrebbe essere una dose più alta con effetto psicoattivo. Maggiori informazioni sul microdosaggio le trovi nell'approfondimento nella seconda metà del libro.

### Trattamento della depressione

I funghi offrono ben due distinte vie per curare la depressione, che potrebbero anche essere combinate in tempi successivi: microdosi e singola dose alta. In questa parte dedico più spazio all'uso della singola dose alta proprio per questa finalità specifica, la cura della depressione.

La dose alta è un trattamento d'urto, spesso giustificata per ottenere rapidamente un cambiamento nel paziente malato o gravemente ammalato, dove il tempo a disposizione è particolarmente prezioso. Si parla in questo caso di depressioni dovute al forte trauma per aver ricevuto una grave diagnosi, come quella di un cancro potenzialmente letale, ma anche di depressioni in corso da anni o decenni e resistenti a tutte le cure tradizionali, quindi psicologiche e farmacologiche.

Prima della fine di questo paragrafo troverai due video - in inglese - in cui sono approfonditi questi aspetti terapeutici della singola dose alta, ma possono essere un'ottima alternativa alle microdosi - o complementare - solo e soltanto se assistiti da un terapeuta preparato.

La preparazione inizia prima dell'esperienza, ci devono essere una serie di incontri che aiutino la persona a capire quello a cui sta andando incontro e a focalizzare i temi in cui vorrà immergersi. Il lavoro prosegue dopo l'esperienza con la necessaria integrazione che consiste nell'elaborare quello che è emerso, in modo da comprenderlo e utilizzarlo - ma anche utilizzarlo senza necessariamente comprenderlo sul momento.

Va da sé che anche l'esperienza è assistita dalla presenza del terapeuta, spesso due, che accompagna il paziente durante tutte le fasi che si presentano, supportandolo dove serve. I risultati sono molto incoraggianti, per esempio remissione completa dei sintomi depressivi per molti mesi.

Nel primo video vediamo Rosalind Watts, una psicoterapeuta che ha potuto sperimentare all'Imperial College di Londra l'uso della psilocibina in pazienti con gravi sintomi di depressione, in cura da anche 30 anni con tutti i metodi a disposizione - medicinali e non - senza nessun risultato. Una sola seduta con una dose alta è stata sufficiente per risolvere i sintomi di molti pazienti, ma non solo, andare direttamente alle cause e risolverle senza nessun effetto collaterale. Molti pazienti dopo la sessione hanno ricominciato a vivere, intraprendere attività, relazioni, lavoro: una nuova vita in tutti i sensi.

Questi risultati straordinari e incoraggianti contrastano in modo sorprendente con l'immagine dei funghi magici usati per stonarsi e magari buttarsi dalla finestra pensando di volare. I risultati ottenuti su molti pazienti continuano a lungo, in alcuni casi possono essere considerate guarigioni definitive - se sei fuori da due o più anni dopo 30 di depressione continua forse puoi considerarla una guarigione definitiva.

I funghi magici sono letteralmente "psichedelici", cioè esplicitano il contenuto della psiche. Chi è depresso spesso blocca completamente le emozioni dentro di sé, le nasconde in profondità per la grande sofferenza che proverebbe tornandoci in contatto, mentre i funghi tirano fuori tutto, spesso facendo rivivere le cause sepolte sotto strati di sofferenza ma con una capacità di riconnessione - interna ed esterna - in grado di far comprendere e perdonare soggetti coinvolti e fatti accaduti.

Dove i trattamenti farmacologici sono solo un sintomatico, tipicamente sedazione dello stato d'animo, il fungo invece risulta essere una vera cura che produce un immediato sollievo e i cui effetti durano per settimane e mesi. Non tutti hanno avuto benefici durevoli, ma molti sì, un successo mai raggiunto da nessuno dei prodotti allopatici normalmente utilizzati.

Ecco i due video in inglese, trattano della dose alta che richiede il supporto terapeutico:
**https://tinyurl.com/y5dshtaj**
**https://tinyurl.com/kfgr827**

Vale la pena vedere anche la scheda riassuntiva su una ricerca fatta all'Imperial College di Londra, anche questa è in inglese, mi dispiace se non conosci la lingua, ma in Italia questo tipo di ricerca non mi risulta che sia mai stata fatta. La tabella in fondo alla scheda è piuttosto chiara anche senza conoscere la lingua: **https://tinyurl.com/y3vr6ex8**

Ricordo inoltre che la parola "depressione" viene comunemente usata per stati di alterazione umorale anche passeggera, mentre il DSM (Manuale diagnostico e statistico dei disturbi mentali) usa questo termine per casi gravi che necessitano della consulenza di uno psicologo o di uno psichiatra. Ti devo ricordare che non posso essere considerato responsabile per l'uso inappropriato di queste informazioni.

### I malati gravi e i malati terminali

I malati terminali sono persone giunte verso la fine della vita terrena e per le quali non ci sono più speranze di guarigione, l'unica cosa necessaria da fare in questi casi è accompagnarle al meglio verso la fine, limitando o azzerando le sofferenze fisiche attraverso cure palliative.

In tanti casi le sofferenze maggiori non sono solo quelle fisiche, ma ancora più spesso quelle interiori, prima fra tutte l'andare verso la morte e l'ignoto, ma anche i dolori dei rimpianti e per dover abbandonare persone e cose. Questo è il momento in cui si ripensa alla propria vita e in cui ci si chiede se sono state fatte le scelte giuste.

Un'infermiera, si chiama Bronnie Ware, ha lavorato per anni in un hospice assistendo tanti malati terminali, di cui ha raccolto pensieri e testimonianze. Li ha descritti in un bel libro che si intitola "*Vorrei averlo fatto. I cinque rimpianti più grandi di chi è alla fine della vita*"

Eccoli:

- Avrei voluto avere il coraggio di vivere la mia vita
- Avrei voluto lavorare di meno
- Avrei voluto avere il coraggio di esprimere i miei sentimenti
- Sarei voluto rimanere in contatto con gli amici
- Avrei voluto essere più felice

Il questi sono fatti importanti con cui tutti dovremmo confrontarci ora che non siamo in punto di morte, abbiamo ancora tempo e possibilità di affrontarli facendo le scelte giuste, adesso.

Ma cosa c'entrano i funghi? Sono state avviate somministrazioni sperimentali di psilocibina a malati di cancro potenzialmente letale, per vedere se l'esperienza psichedelica potesse in qualche modo alleviare l'angoscia che molti provano per la morte così incombente e vicina.

Sono diverse le università e gli istituti di ricerca che stanno sperimentando - legalmente - l'uso della psilocibina su malati gravi, con l'obiettivo di capire gli effetti sull'umore, la depressione, in genere gli atteggiamenti verso gli altri e verso la vita. Queste sono tra le più importanti strutture che stanno facendo ricerche, i link rimandano alle ricerche fatte o ancora in corso:

- New York University New York, USA
  **https://tinyurl.com/y7q5a7oz**

- UCLA (Los Angeles, USA)
  **https://tinyurl.com/y2egj5zf**

- Johns Hopkins University (Baltimora, USA)
  **https://tinyurl.com/yxmn6tqf**

- Imperial College (Londra, UK)
  **https://tinyurl.com/y5f7bcjk**

I risultati sono stati eccellenti, le verifiche dopo l'esperienza sono state fatte regolarmente e hanno confermato la stabilità delle acquisizioni interiori dei partecipanti: di seguito l'estratto del risultato di una ricerca che ho tradotto dall'inglese e che riassume il senso di tutte le ricerche fatte finora, ma se vorrai leggerle per esteso trovi i dettagli nei collegamenti qui sopra.

"*Questo studio ha dimostrato che la psilocibina ha prodotto diminuzioni sostanziali e prolungate della depressione e dell'ansia nei pazienti con cancro potenzialmente letale. L'esperienza mistica indotta dalla psilocibina completa l'effetto terapeutico sull'ansia e la depressione.*

*I partecipanti, il personale e gli osservatori della comunità hanno valutato umori, atteggiamenti e comportamenti dei partecipanti durante lo studio.*

*La psilocibina ad alte dosi ha prodotto grandi miglioramenti dell'umore e forti diminuzioni di ansia e depressione, sia attraverso autovalutazioni che con misurazioni cliniche, insieme a un incremento della qualità della vita, del significato della vita e dell'ottimismo, e alla diminuzione dell'ansia verso la morte.*

*A 6 mesi di distanza questi cambiamenti sono stati mantenuti, con circa l'80% dei partecipanti che continuano a mostrare diminuzioni clinicamente significative dell'umore depressivo e dell'ansia. I partecipanti allo studio attribuivano miglioramenti dell'espressione di vita/sé, umore, relazioni e spiritualità dopo l'esperienza con alte dosi, con più dell'80% che sostenevano un aumento del benessere o della soddisfazione di vita, da moderatamente a grande, che era ulteriormente supportato dalle valutazioni che mostravano i cambiamenti da parte degli osservatori della comunità intorno al malato.*"

Una psicologa specializzata in queste sedute terapeutiche ha affermato che "sei ore di seduta valevano sei anni di psicoterapia"! Straordinario, un risultato davvero incredibile.

Il linguaggio scientifico però non riesce a rendere l'importanza dell'aspetto umano, non ci sono grandi differenze nella relazione di una ricerca che riguardi i topi o gli esseri umani. Se volessi dare il giusto rilievo all'esperienza umana della ricerca di cui ho tradotto l'estratto qui sopra, direi che la differenza più importante alla base dei risultati è l'aumento del senso di connessione interno ed esterno. In altre parole è il sentire di far parte di un'umanità da cui non sei realmente separato, realizzare che il valore dell'esperienza umana è dato dalla qualità delle relazioni e dall'amore che c'è con le persone che conosci: te stesso, i famigliari, gli amici e i conoscenti.

Il secondo aspetto, forse il primo in ordine di importanza, è che l'esperienza con i funghi ti mostra che dietro alla tua personalità c'è qualcosa di più, e questo qualcosa di più esiste a prescindere dalla dimensione fisica. Da qui la diminuzione o addirittura la completa sparizione della paura della morte.

Negli approfondimenti sviluppo proprio questo argomento, forse il più importante dono che possiamo avere dal Fungo Sacro e dalle Piante Maestre in genere, che si tratti di Peyote, San Pedro o Ayahuasca.

*Una nota:* quando si parla di dose alta in queste ricerche si tratta di circa 30 mg di psilocibina, ma in alcuni casi poi ridotta a 22 mg; se vai a rivedere le mie indicazioni per le dosi di psilacetina potrai notare delle corrispondenze precise, io raccomando di non sottovalutare i dosaggi che corrispondono a circa 3 gr di funghi secchi, sono sempre garanzia di esperienze profonde e intense anche con una quantità contenuta.

In questo video di una conferenza TED - ahimé sempre in inglese - una psicologa specializzata in ricerche psichedeliche racconta la sua esperienza clinica sull'uso della psilocibina, alcuni passaggi sono emozionanti: **https://tinyurl.com/yy9uo2g7**
Qui c'è l'intervista a un paziente, dove racconta la sua esperienza: **https://tinyurl.com/y5h75ql8**

Scoprire tutte queste qualità dei funghi per me è stato un viaggio appassionante, a volte sembra troppo bello per essere vero, ma è proprio così, come dice il famoso micologo Paul Stamets: "i funghi possono salvare il mondo!"

Se vedrai questo video scoprirai i 6 modi in cui possono farlo, funghi davvero magici anche se non psicoattivi: **https://tinyurl.com/y44azjnb**

Qui sotto trovi un articolo in italiano, che riassume il contenuto del video: **https://tinyurl.com/y699ysnd**

# Seconda parte

# Approfondimenti

*"C'è un mondo al di là del nostro, un mondo che è lontano, vicino e invisibile. E lì è dove Dio vive, dove vivono i morti, gli spiriti e i santi, un mondo dove tutto è già accaduto e tutto è conosciuto. Questo mondo parla. Ha un linguaggio a sé stante. Io riporto ciò che dice. Il fungo sacro mi prende per mano e mi porta nel mondo dove tutto è conosciuto. Sono loro, i funghi sacri, che parlano in un modo che posso capire. Io chiedo e loro mi rispondono. Quando torno dal viaggio che ho fatto con loro, io racconto quello che mi hanno detto e quello che mi hanno mostrato".* (Maria Sabina)

# 7. Microdosing

## Cos'è e come si fa

Le dosi di fungo secco possono essere aumentate ma anche diminuite, fino a scendere sotto la soglia dell'effetto psicoattivo, che inizia assumendo tra 0,5 e 1 grammo, pari a circa 3-8 mg di principio attivo, per esempio di psilocibina. Sotto queste soglie alcuni hanno la sensazione di aver preso qualcosa, ma non ci sono effetti psichedelici mentali e percettivi.

La microdose scende sotto le soglie psicoattive che ho appena descritto, la quantità è compresa tra i 0,20 e i 0,25 grammi. La differenza tra queste due quantità è poco percettibile, il peso di principio psicoattivo si equivale ed è intorno a 1 mg. Questo singolo milligrammo non può avere effetti psicoattivi, ma anzi è compatibile con le attività quotidiane che richiedono attenzione e/o concentrazione, stimolando il pensiero laterale e la creatività.

La capsula è riempita con la giusta quantità di fungo macinato fine, quando ti serve ne prepari 24 alla volta con l'opercolatrice. Consiglio la dimensione "0", macini 4,8 grammi di fungo secco e disponi la polvere nella "The Capsule Machine". Segui la procedura di preparazione spiegata nelle istruzioni dell'apparecchio, distribuendo e premendo la polvere nelle capsule avrai mediamente 0,2 grammi per ciascuna.

La capsula viene assunta al mattino a digiuno qualche minuto prima di fare colazione, non dopo a stomaco pieno.

Non si assume tutti i giorni ma una volta ogni 72 ore. Per intenderci, se l'avessi presa stamattina, domani no, dopodomani neppure, il giorno successivo invece sì, e continui con questa alternanza per 10 settimane. Poi sospendi per qualche settimana ed eventualmente ricominci ancora per un altro ciclo, se lo desideri.

***Riassumo:***

- al mattino a stomaco vuoto
- fare colazione dopo qualche minuto
- ogni 72 ore

Per fare 10 settimane ti servono 24 capsule, quasi 5 grammi di fungo macinato fine.

## Microdosing con il tartufo

Per fare microdosing puoi usare anche il tartufo, sia fresco che essiccato. È più comodo usare quello secco per questioni di conservazione, infatti la durata del ciclo di assunzione (due mesi e mezzo) eccede la durata della conservazione in frigorifero del tartufo fresco. Se vorrai comunque usare il prodotto fresco, la quantità da assumere è pari a 1 grammo, mentre il tartufo essiccato e macinato sarà pari a 0,3 grammi in ogni capsula.

La maggiore quantità di polvere (0,3 grammi dei tartufi verso i 0,2 grammi dei funghi) non richiede capsule più grandi delle "0" utilizzate per i funghi secchi macinati, la polvere del tartufo è più densa e ci sta senza problemi anche nelle capsule più piccole, le #1.

Lo schema di assunzione è lo stesso del fungo, così come la regola di assumere la capsula a stomaco vuoto e fare colazione subito dopo.

## Microdosing con la psilacetina

La quantità di sostanza da usare per fare il microdosaggio è pari a 1 milligrammo circa, una quantità piccola e difficile da pesare con precisione con le economiche bilancine digitali che si trovano in commercio. Nel caso ci si sbagliasse e si assumessero 2 mg non ci sarebbero particolari problemi, infatti l'effetto psicoattivo - che nel microdosaggio è un effetto indesiderato - inizia a partire da 3-8 mg in relazione alla sensibilità individuale.

Non conviene preparare la dose ogni volta, è meglio preparare le capsule - la misura più piccola (#1) è perfetta - nel numero sufficiente per l'intero ciclo, quindi 24 pezzi. Questa preparazione a secco garantisce la perfetta conservazione della sostanza, ma ricorda che la precisione delle bilance digitali economiche è insufficiente per queste quantità così piccole.

Esiste un sistema più preciso per il dosaggio di quantità molto piccole, infatti si usa anche per l'LSD, le cui dosi si misurano in milionesimi di grammo: la preparazione volumetrica. Consiste nello sciogliere una quantità della sostanza in un volume di solvente, che può essere acqua o alcol. L'acqua non conserva bene le sostanze, quindi è meglio usare l'alcol, normalmente la vodka (non ci sono problemi di "conflitto" con la sostanza psicoattiva, si tratta di assumerne letteralmente una sola goccia alla volta).

In dettaglio: per un ciclo completo di microdosaggio serve sciogliere circa 25 mg. di psilacetina in 25 ml di alcol, da conservare poi nel surgelatore così che possa durare a lungo. Ogni volta che devo assumere la microdose userò una siringa da insulina, in modo da poter prelevare un singolo millilitro, che conterrà, dopo aver agitato bene il flacone prima del prelievo, un milligrammo della sostanza disciolta.

Per ulteriori dettagli c'è questo prezioso articolo in inglese di The Third Wave, una fonte di tante preziose informazioni: **https://tinyurl.com/y2t75ywt**

## Perché fare microdosing?

Le possibili applicazioni sono numerose ma tutte riconducibili a un sottile effetto continuo sulla mente e sulle emozioni, fino al momento in cui, all'improvviso, ti accorgi che certi tuoi comportamenti e atteggiamenti sono cambiati.

Un uso molto interessante e promettente è per le depressioni, anche gravi, che normalmente sono curate farmacologicamente con diversi effetti collaterali ma senza mai riuscire a guarire o alleviare, perché i medicinali allopatici riescono solo a sedare.

La psilocibina è una linea molto consistente di cura della depressione. A tutt'oggi stanno sperimentando tre modalità di somministrazione:

- il trattamento assistito con la somministrazione di una dose alta, con un lavoro preparatorio tra terapeuta e paziente
- il microdosaggio
- una combinazione tra i due

Il microdosaggio serve a stimolare la creatività, trovare soluzioni a problemi, dare energia, sostenere la meditazione: solo effetti positivi senza particolari controindicazioni. È sufficiente rispettare le dosi e le scadenze per trovarsi in una corrente leggermente diversa dal solito, così che dopo un po' di tempo cominci a realizzare dei cambiamenti. Qui trovi un articolo in inglese sul microdosaggio con i tartufi: **https://tinyurl.com/y6tmvlhr**

Un altro effetto interessante dell'assunzione di psilocibina, descritto da alcuni autori, riguarda un miglioramento dell'accesso alla memoria e alle emozioni. Non so se il miglioramento della memoria sia vero facendo riferimento alla mia esperienza diretta, ma di sicuro la psilocibina si conferma come una sostanza che non ha effetti collaterali negativi, ovviamente rispettando la LD50 e il set & setting.

In questo link trovi il dettaglio di una ricerca fatta sugli effetti della psilocibina sul cervello, ancora una volta solo in inglese: **https://tinyurl.com/y43pounc**

Se sei depresso vedi un effetto rapido e duraturo, ma ancora non si sa se questo porti a una guarigione definitiva in cui uno continui a stare bene anche dopo la sospensione delle capsule. Nella peggiore delle ipotesi dovrà continuare a prenderle, senza effetti collaterali se non ci sono serie patologie cardiache in corso; anche in questo caso non è provata la tossicità, approfondisco meglio fra qualche riga in questo capitolo.

Se devi studiare, meditare, se sei in crisi e se vuoi fare qualche cambiamento, il microdosaggio è davvero uno strumento interessante. Bisogna fare attenzione a non illudersi che una capsula ci salverà la vita, la salvezza può arrivare solo da noi stessi, ma se desideriamo che qualcosa cambi la psilocina ci sostiene in profondità.

Tra quelli che hanno preso le microdosi c'è chi ha recuperato le energie per fare, chi ha smesso di arrabbiarsi per cose che lo facevano regolarmente reagire, chi ha trovato un modo diverso per suonare il piano dopo oltre 40 anni di attività svolta a livello professionale, chi ha attraversato un periodo molto difficile per il lavoro senza cadere nell'ansia o nella disperazione, e diversi altri ancora.

In tutti c'era la determinazione a fare il microdosing con attenzione e osservare cosa succedeva dentro di sé, solo così possono arrivare i risultati, l'energia va sempre dove porti l'attenzione. Questa energia si somma a quella del fungo e naturalmente qualcosa succede fuori perché cambia qualcosa dentro.

L'uso di un diario aiuta il processo di auto osservazione, è una pratica sempre utile in tutti i percorsi di ricerca e sviluppo personale di cui anche il microdosaggio fa parte.

È un delitto che i funghi non si possano usare legalmente, ma ci sono sperimentazioni cliniche in diverse università nei paesi anglosassoni; mi auguro fortemente che le pressioni contrarie delle lobby farmaceutiche non impediscano lo sviluppo di queste ricerche. Le molecole presenti in natura non sono brevettabili e questo purtroppo fa capire che le case farmaceutiche non molleranno facilmente, gli psicofarmaci sono un business enorme e in costante crescita.

Quindi chi vuole lavorare su di sé con l'aiuto delle microdosi di fungo rischia a livello legale, è un'attività proibita.

Qui puoi leggere una breve storia del microdosing in inglese, ma ben comprensibile con l'eventuale traduzione automatica: **https://tinyurl.com/y6l8pfgu**

## Per chi non va bene fare microdosing?

Le controindicazioni sono le stesse di chi non deve prendere il fungo per cause fisiche: epilessia e seri problemi cardiaci. Aggiungo che se stai prendendo dei farmaci devi sentire il tuo medico curante. Approfondisco la questione della interazione coi farmaci in genere nel capitolo 6, ma sui rischi cardiaci vorrei dedicare uno speciale approfondimento nel paragrafo che segue, che ho tradotto da un sito specializzato.

Qui trovi il testo originale: **https://tinyurl.com/y7zsvm2l**

## Microdosaggio e rischi cardiaci

*"L'LSD e la psilocibina funzionano mimando l'effetto del nostro neurotrasmettitore naturale, la serotonina. Entrambi questi psichedelici*

*attivano un'ampia gamma di recettori della serotonina, incluso il recettore 5-HT2B. La domanda interessante è questa: questi psichedelici attivano il recettore 5-HT2B abbastanza da causare danni al cuore?*

*Sfortunatamente non abbiamo una risposta, sappiamo che l'LSD e la psilocibina si legano al recettore 5-HT2B, ma non sappiamo quanto questo sia paragonabile al modo in cui l'MDMA (e altre molecole cardiotossiche) si lega allo stesso recettore. Quindi al momento non c'è modo di sapere con certezza se c'è qualche rischio.*

*A tale proposito però sono state formulate alcune riflessioni, vediamole meglio.*

*Possiamo esaminare uno studio precedente di un composto che provoca sicuramente danni cardiaci attraverso il recettore 5-HT2B: la fenfluramina. Questo è stato un farmaco per la perdita di peso che è stato ritirato negli anni '90 dopo che una piccola percentuale di persone ha sviluppato malattie cardiache dopo averlo usato.*

*Gli studi hanno rilevato che la fenfluramina ha raddoppiato il rischio di sviluppare una patologia delle valvole cardiache dopo un ciclo di trattamento di 90 giorni, a una dose di circa 30 mg/die. La fenfluramina ha un'affinità (Ki) con il recettore 5-HT2B di circa 30 nM.*

*L'LSD ha un'affinità simile per il recettore 5-HT2B come la fenfluramina, un Ki di circa 30 nM. Un tipico regime di microdosaggio comporta un consumo di LSD molto inferiore a 30 mg/die (in realtà l'equivalente di 3µg/die - 3 milionesimi di grammo al giorno - diverse migliaia di volte inferiore alla fenfluramina).*

*Il confronto con la fenfluramina non è così corretto: è possibile che una dose giornaliera di fenfluramina (piuttosto che una dose ogni 72 ore in microdosaggio) colpisca il recettore 5-HT2B in modo diverso. Inoltre, non sappiamo fino a che punto l'LSD o la psilocibina stiano attivando i recettori 5-HT2B del cuore rispetto alla fenfluramina. Tuttavia, sembra ragionevole presumere che il microdosaggio sia molto lontano dal rischio cardiaco associato alla fenfluramina.*

*Sebbene non siano stati condotti studi a lungo termine sul rischio di microdosaggio nell'uomo, uno studio ha somministrato 10 µg/kg di psilocina ai ratti a giorni alterni per diverse settimane. I risultati di questo studio non sono convincenti, per usare un eufemismo, e in realtà non ci dicono nulla sui rischi cardiaci del microdosaggio.*

*Nel complesso, non sappiamo ancora nulla di sicuro. Il microdosing deve essere studiato in modo più dettagliato - e osservando le scarse prove che abbiamo è difficile trarre conclusioni sulla sicurezza relativa del microdosaggio.*

*Conclusioni: mentre crediamo* - scrive l'autore della ricerca - *che il microdosaggio a breve termine sia relativamente sicuro, resta da vedere se i regimi microdosati a lungo termine (cioè per molti mesi o anni) possano potenzialmente danneggiare il cuore. Questo è il motivo per cui consiglierei le microdosi per non più di 90 giorni, e distribuire i regimi di microdosaggio durante tutto l'anno. Se si dispone di una condizione cardiaca preesistente, è particolarmente importante evitare lunghi periodi di microdosaggio."*

## Cosa succede quando assumo una microdose?

Ti ricordo di essere a stomaco vuoto, in tutte le modalità il fungo deve essere preso sempre a digiuno altrimenti rischi problemi di stomaco e di pancia. Fai colazione mangiando normalmente, bere solo caffè non va bene perché l'effetto eccitante della caffeina non è adatto alle sensazioni che potresti provare in questo lasso di tempo iniziale.

Infatti durante le prime tre ore circa potresti avvertire una leggera sensazione fisica, che percepisci come tendenza a sentirti irrequieto, leggermente strano, ma non a livelli che ti impediscano di fare e agire come sempre. Passa entro tre ore circa, mentre con le assunzioni successive questa sensazione potrebbe prima ridursi e poi non ripresentarsi più.

Il lavoro del fungo inizia con la probabile sensazione fisica per 2-3 ore, poi passa a livelli più sottili, quasi subliminali, li potresti percepire soprattutto dal secondo giorno.

Ho una raccomandazione importante: fai attenzione all'alcol. Se lo usi, bevi lontano dall'assunzione, ma ti suggerirei di limitarlo o eliminarlo completamente durante il ciclo di microdosaggio perché è una sostanza intossicante che agisce a livello del Sistema Nervoso Centrale e del cervello. SNC e cervello sono l'apparato ricevente delle intuizioni a cui ti apri grazie al lavoro sottile della psilocina, mentre l'alcol agisce in direzione opposta. Se ti risulta difficile fare a meno dell'alcol ti suggerisco di guardare questa dipendenza e affrontarla. Se non puoi fare a meno dell'alcol, delle sigarette o di qualsiasi altra sostanza o abitudine non sei libero. Se vorrai, il microdosaggio ti può aiutare ad affrontare anche queste sfide.

Qui di seguito aggiungo altre risorse utili per approfondire.

Articolo introduttivo sul microdosing, in italiano:
**https://tinyurl.com/yy2c5wod**

Qui trovi una scheda in inglese davvero ben fatta, in cui c'è lo stato dell'arte di questa sperimentazione, con fonti:
**https://tinyurl.com/k4xvzt9**

Infine due articoli recenti su quotidiani italiani:
**https://tinyurl.com/y5hg8b6q**
**https://tinyurl.com/y2phtyye**

***Riassumo:*** attieniti alle dosi massime indicate, assumile ogni 72 ore, fai un ciclo di 10 settimane, auto osservati e scrivi un diario, ti sarà molto utile.

# 8. Terence McKenna

Provo una grande ammirazione per Terence McKenna, probabilmente lo avrai immaginato dalla mia dedica all'inizio del libro.

Se vuoi sapere meglio chi era ecco la sua scheda su Wikipedia: **https://tinyurl.com/y2llffd2** ma la versione in inglese è molto più articolata e completa, se sai la lingua te la consiglio:

**https://tinyurl.com/z9hysgc**

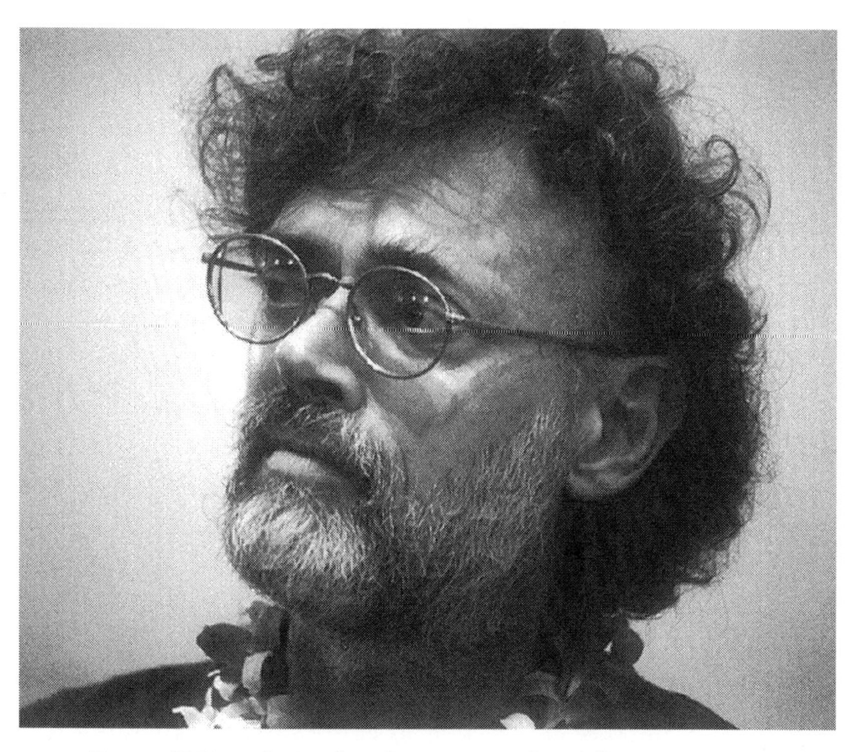

*Terence McKenna fotografato circa un anno prima della sua scomparsa*

Una volta disse che "la biblioteca è il primo posto dove andare quando si prende in esame un nuovo composto" ed è quello che stai facendo anche tu leggendo questo libro, sapere è potere, apprezzo molto che sei arrivato fin qui.

Ti consiglio la visione e l'ascolto delle sue interviste, se ne trovano numerose su Youtube, purtroppo sono tutte in inglese e il suo inglese non è dei più facili da capire; con i sottotitoli automatici ci si può aiutare, aggiungo che a volte c'è anche un problema di mediocre qualità audio, erano registrazioni dal vivo effettuate molti anni fa durante le sue numerose conferenze pubbliche.

In tanti hanno raccontato e spiegato come sono le esperienze coi funghi, ma McKenna affermava che la maggior parte di questi personaggi avesse assunto al massimo due o tre grammi, dose che produce sicuri effetti ma molto diversi da quelli oltre la soglia dei cinque grammi. Questa quantità lui la chiamava "dose eroica", quella che ti fa entrare completamente nella dimensione profonda della realtà dei funghi. Per esperienza diretta confermo, dopo i 5 grammi a salire non cambia solo l'intensità, ma diventa un livello in qualche modo diverso e superiore.

Questa quantità di funghi, ma anche dosi molto superiori, non può ucciderti - abbiamo visto prima la LD50 - ma è in grado di convincerti che lo stia facendo, in quel momento ogni tua singola cellula non ha nessun dubbio che stai per morire, una persona che conosco in quel momento ha telefonato a un'amica per darle l'ultimo saluto, era sicuro che stava per lasciarci.

Non c'è nessun pericolo per il tuo corpo, afferma McKenna, ma per la tua mente sì. I 5 grammi sono una soglia oltre alla quale si entra in acque "mentali" molto profonde, che giustifica l'aggettivo "eroico" per questa dose importante.

Come scrivevo nella dedica, ho molta ammirazione per lui e anche una grande simpatia, i suoi interventi sono sempre intriganti e geniali, spesso motivo di grandi risate. Ho deciso di dedicargli un approfondimento su due argomenti che ha trattato in diverse occasioni, che trovo particolarmente pertinenti all'argomento di questo libro: *la Dose Eroica e la Teoria della Scimmia Sballata.*

## L'esperienza con la Dose Eroica

Nel libro ogni tanto scrivo "esperienza eroica" e "cerimonia eroica", sono termini per me più o meno equivalenti, il set & setting per tutte e due è quello che descrivo in questo paragrafo, ma con alcune differenze per la cerimonia e che specificherò più avanti.

La dose eroica è quella che ti permette di avere una profonda esperienza visionaria, abbastanza profonda da "ucciderti" (non fisicamente!) e permettere così al messaggio del fungo di diventare chiaro. In sostanza significa togliere di mezzo l'ego, la personalità, la scimmia chiacchierona nella testa che non ti permette di entrare in contatto con il regno sottile in cui vivono gli spiriti, compreso lo spirito del fungo.

Spesso McKenna parla del fungo come di un'entità che ha coscienza e intelligenza, che interagisce con l'uomo in modo perfettamente consapevole e che risponde alle domande che gli vengono rivolte. McKenna ha ripetuto spesso questa affermazione e ha anche ribadito il primato e l'importanza della "comprensione da esperienza diretta", contrapposta alle posizioni dogmatiche. Non vorrei fare apologia di reato - istigando all'uso di sostanze vietate - ma concordo proprio perché ho fatto esperienza diretta di quello che diceva, le mie esperienze eroiche me lo confermano senza dubbio: i funghi psilocybe sono il Fungo Sacro, uno spirito benevolo - e spesso giocoso - che vuole e sostiene la nostra evoluzione.

La dose eroica non è solo una quantità ben precisa di funghi secchi - 5 grammi - ma anche un set & setting ben definito.

Le istruzioni sono molto semplici: *cinque grammi di funghi psilocybe secchi, presi in solitaria, a stomaco vuoto, nella silenziosa oscurità e con gli occhi chiusi.*

Con 5 grammi sono garantite almeno sei-sette ore di intensa esperienza, moltiplicate dal silenzio, dall'oscurità e dall'essere completamente soli a occhi chiusi. Non è una passeggiata, ma se un giorno ti sentirai pronto sarà sicuramente un punto di svolta dell'esplorazione delle tue sconosciute profondità.

Nota bene: se tu hai fatto numerose esperienze con i funghi e decidi di fare l'esperienza proposta da McKenna, allora sei un eroe, ma se hai poca esperienza e decidi di fare l'esperienza eroica sei soltanto un incosciente. Detto così spero sia chiaro.

Le istruzioni sono chiare e semplici, ma vale la pena specificarle.

Da soli significa che sarà una viaggio in cui tu sei l'unico partecipante, per questo ti serve esperienza, non puoi tuffarti in un'esplorazione in solitaria se non sai nuotare bene, non c'è nessuno a tenerti la mano.

A stomaco vuoto significa che più ore intercorrono tra l'ultimo pasto leggero e l'assunzione del fungo meglio è, con 6 ore di digiuno puoi stare tranquillo che avrai fatto del tuo meglio per non avere problemi di stomaco anche se non è una garanzia assoluta.

Silenziosa oscurità vuol dire in un locale con luci spente, persiane o tapparelle chiuse, niente da guardare, leggere o ascoltare.

Non lo specifica ma per esperienza ti dico che di notte è meglio che di giorno, c'è un'energia diversa, meno pensieri in giro perché quasi tutti dormono, di giorno c'è traffico e ci sono rumori che di notte non ci sono o molto meno del solito. Nella condizione di ipersensibilità della cerimonia non sottovalutare l'aspetto rumori esterni, se ci fossero va bene lo stesso ma il silenzio è un'altra cosa.

Io non uso i tappi nelle orecchie, non mi sento di consigliarli, ma se preferisci e pensi di essere più isolato puoi usarli senza controindicazioni. Sappi che durante l'esperienza anche i rumori assumono un significato, quindi escluderli potrebbe toglierti qualcosa.

Occhi chiusi al buio? Sì, tenendo gli occhi sempre chiusi non ti permetti alleggerimenti della pressione delle visioni che saranno in grado di esprimersi con tutta la forza di cui sono capaci, molto più che con gli occhi aperti. Il buio assoluto in una camera non è facile ottenerlo, a meno che tu non abbia una camera oscura, quindi gli occhi chiusi servono.

Ricordati di andare alla toilette all'inizio, perché poi potresti avere qualche difficoltà ad andarci, probabilmente anche a trovarla; disorientamento spaziale vuol dire questo, infatti una volta penso di avere impiegato una decina di minuti per trovare la porta della stanza e uscire! Tieni con te una bottiglietta di acqua e qualche noce già sgusciata, nel caso ti venisse fame.

Prepara un materassino per terra o meglio ancora un futon, cuscini, coperte, vèstiti a strati, in modo da aggiungere e togliere facilmente a seconda della sensazione di temperatura. Se hai un divano comodo o un letto largo a disposizione ovviamente vanno bene al posto del futon a terra. Quest'ultimo però lo preferisco per tre motivi: è abbastanza morbido per essere comodo ma non è troppo morbido da renderti meno agevoli i movimenti e l'assunzione delle posizioni che preferisci, infine hai meno rischi di cadute e più spazio per muoverti come vuoi. Certe mie esperienze sono state alquanto acrobatiche, su un letto o un divano sarei stato molto limitato. Vedi tu quello che preferisci, io sostengo il futon ma non è essenziale.

I 5 grammi secchi puoi prenderli con il Lemon Tek, io faccio così, ma puoi anche masticarli così come sono.

Devi avere un'intenzione per fare la dose eroica? Forse la prima volta puoi farla senza aspettative per vedere cosa ti arriva, ma sicuramente avere una domanda o una questione su cui ottenere chiarezza va bene. Il fungo risponde alle domande che gli fai.

Puoi avere aspettative, ma devi considerare il rischio insito nell'averla. L'aspettativa è l'immaginazione di come dovrebbero essere le cose in arrivo, che ti espone a due conseguenze rilevanti: la prima è la delusione, la seconda è anche peggio, infatti la delusione non ti fa accorgere che magari il risultato ottenuto è migliore di quanto ti saresti aspettato, ma così diverso da come l'avevi immaginato che non riesci a riconoscerlo come buono e utile per te, perdendo così un'opportunità di comprensione e crescita.

Fa differenza restare sdraiato, seduto o in piedi? Sdraiato è una posizione passiva, femminile, ricettiva, ti predispone a ricevere quello che arriva. Seduto o in piedi è un atteggiamento attivo e maschile, è più adatto al viaggio interiore in cui hai una meta e navighi per trovare le risposte che cerchi. Chiedi e avrai risposta. Durante l'esperienza potresti passare attraverso diverse fasi e posizioni quindi come ti metti va comunque bene, devi solo rispettare le semplici regole per questo tipo di esperienza.

In questo viaggio solitario McKenna accompagnava l'assunzione di funghi a un abbondante uso di cannabis, sia prima dell'assunzione che durante, per intensificare, sostenere e prolungare l'effetto. Funghi e cannabis vanno d'accordo ma fai attenzione, l'intensità aumenta e se sei alla prima dose eroica ti consiglio prudenza, il rischio di essere sopraffatto è sempre in agguato. Il mio personale suggerimento è di usarla, se proprio vuoi, quando è passato il picco dell'intensità in modo da sostenerla e aumentare la durata dell'esperienza, fumarla prima può essere troppo, specialmente se hai ancora relativamente poca esperienza. Fai sempre attenzione all'uso di una sostanza diversa - la Cannabis - insieme al fungo, questa della Dose Eroica è l'unica eccezione che io posso comprendere. Più che l'uso in sé fa differenza la qualità della tua intenzione, sostenere e prolungare l'esperienza è diverso dalla ricerca dello sballo fine a sé stesso.

Cosa aspettarsi è difficile dirlo, di sicuro farai un tuffo in profondità, io ho amato tutte le mie dosi eroiche e le ho ripetute più volte, ma altri che conosco bene l'hanno trovata un'esperienza molto forte, spesso mai più ripetuta. In alcuni casi dopo la dose eroica qualcuno ha smesso completamente di assumere funghi, definitivamente.

In che modo un'esperienza con la dose eroica, secondo le istruzioni di McKenna, può diventare una cerimonia così come descriverò approfonditamente nel prossimo capitolo? Nella cerimonia si aggiunge la preparazione dello spazio e dell'altare ma con la candela spenta durante l'esperienza, infine i rituali di apertura e di chiusura. Dopo la chiusura posso accendere la candela e mettere un po' di musica, diventa un ottimo momento per prendere appunti e cominciare l'integrazione di quanto emerso.

Non c'è altro da aggiungere per la dose eroica, le istruzioni sono semplici, se riuscissi a farla di notte in una stanza tranquilla in mezzo alla natura e non nel centro di una città sarebbe perfetto, così come in un giardino privato o anche in mezzo alla natura - ma solo per i più coraggiosi e preparati.

## La Teoria della Scimmia Sballata (e sull'Intelligenza dei Funghi)

McKenna affermò che il contatto tra l'uomo e i funghi deve essere avvenuto nel lontano passato preistorico dell'umanità, infatti il fungo può essere raccolto e subito mangiato senza necessità di particolari preparazioni, come invece deve avvenire con l'ayahuasca e altri enteogeni.

Su questo incontro tra l'uomo e il fungo sviluppò la Teoria della Scimmia Sballata: i funghi magici avrebbero stimolato e sostenuto l'evoluzione della coscienza nell'uomo primitivo, quindi anche i suoi comportamenti e attività. Il fungo ha aiutato la scimmia quasi uomo a evolversi. Teoria forse difficile da dimostrare ma molto consistente, che vediamo meglio di seguito.

La direttrice dell'evoluzione della specie umana si è separata da quella primeva dei funghi circa 650 milioni di anni fa, ancora oggi i biologi riconoscono che i funghi sono più vicini al regno animale che a quello vegetale; per esempio le cellule dei funghi consumano ossigeno ed emettono anidride carbonica come quelle animali e umane, così come c'è sensibilità agli stessi batteri, fatto che ci permette di ricavare antibiotici dai funghi, nuovo fronte di sviluppo della ricerca medica.

Il numero di connessioni che esiste all'interno di un micelio, che può essere esteso per numerosi chilometri quadrati, è superiore a quelle che esistono all'interno del cervello umano, facendo domandare a molti scienziati se questo potesse implicare l'esistenza di intelligenza e coscienza nei funghi.

Se questa coscienza intelligente esistesse, come potremmo comunicare con lei?

Io trovo straordinario che qualcuno se lo sia chiesto e che abbia cercato i modi per verificarlo. In Giappone ci sono riusciti con risultati sorprendenti. C'è un video che te lo mostrerà, lo trovi poco sotto.

Il prof. Toshiyuki Nakagaki dell'Università di Hokkaido ha rappresentato la mappa di Tokyo e delle sue stazioni della metropolitana su un piano, disponendo dei nutrienti per il micelio in corrispondenza delle stazioni - in questo caso erano dei semi di avena. È stato inoculato del micelio, che ha cominciato a espandersi per nutrirsi dei semi di avena distribuiti sul piano. Dopo breve tempo il micelio si era allargato per raggiungere tutti i nutrienti muovendosi lungo certe linee per spostarsi dall'uno all'altro, ottimizzandole per non sprecare energia.

Il risultato - da vedere nel video - è incredibile, perché le linee di collegamento tra le stazioni/nutrienti erano organizzate in modo più efficiente di quanto fosse stato realizzato nella realtà con la rete della metropolitana. Lo stesso esperimento è stato fatto sulla mappa della Francia e di altre nazioni, con i nutrienti disposti in corrispondenza delle città, ancora si è ripetuta un'organizzazione dei collegamenti più efficienti di quanto fatto dai progettisti nel corso del tempo.

Ecco il breve video: **https://tinyurl.com/yxncluu5**

Trovi un ulteriore approfondimento nell'ultimo video che ho inserito a fine capitolo.

Il prof. Nakagaki ha fatto un altro geniale esperimento con i funghi, mettendo un particolare fungo giallo in un labirinto. In fondo al labirinto è stato messo del cibo, questa volta un po' di zucchero. La prima volta il fungo espandendosi ha trovato il cibo per caso. In un secondo studio il professore ha messo un po' di micelio del fungo del primo esperimento in un altro labirinto uguale, con lo zucchero posizionato nello stesso punto del primo esperimento. In questo caso il fungo ha fatto una cosa straordinaria: si è diviso in due parti, e mentre la prima metà si è diretta verso il cibo seguendo i vari percorsi possibili, la seconda metà si è arrampicata sulle barriere del labirinto, scegliendo la via più breve per arrivare a destinazione.

L'esperimento è stato ripetuto diverse volte con lo stesso risultato, si è capito che il fungo "ricorda" la vecchia strada e nello stesso tempo cerca una via diretta. È stata così dimostrata l'esistenza di un'intelligenza cellulare diversa da quella umana, così diversa che la si potrebbe definire aliena - anche in relazione alle probabili origini "esoplanetarie" dei funghi.

Qui trovi un lungo intervento di Kilindi Iyi su questa e altre questioni interessanti, se vuoi approfondire parla anche delle sue esperienze con oltre 30 grammi di funghi secchi: **https://tinyurl.com/yy6awa7n**

L'origine esoplanetaria dei funghi si incrocia con un termine scientifico molto criptico, di cui faccio cenno senza pretesa di spiegarlo esaustivamente, è davvero molto articolato e specialistico, mi accontento di renderti al meglio il senso generale.

Si tratta di "Neurogenesi Epigenetica".

Questi termini presi singolarmente sono molto complessi, combinati tra loro sono una frontiera di ricerca non ancora completamente esplorata e compresa. Provo a rendere l'idea concentrandomi sull'argomento che ci interessa, i funghi magici.

Neurogenesi Epigenetica significa crescita di nuovi neuroni attraverso un'azione sul DNA, ma senza modificarlo. Non è tecnologia del futuro, è psilocina. La psilocina stimola la creazione di nuovi percorsi neuronali e la nascita di nuovi neuroni.

In questo processo è coinvolto il DNA ma non ci sono modificazioni genetiche, c'è qualcosa che agisce attivando e disattivando parti del DNA, da cui conseguono differenze rispetto alle istruzioni genetiche contenute nel DNA stesso. Cos'è che agisce sul DNA permettendo l'attivazione e la disattivazione di porzioni della catena? Semplicemente le nostre impressioni in risposta alle sollecitazioni ambientali. Sembra incredibile, ma se leggerai il libro di Bruce Lipton, "La Biologia delle Credenze", potrai trovare conferme ed evidenze oggettive di questo fatto che cambia il paradigma scientifico valido finora, quello della "supremazia del DNA".

La psilocina attiva o intensifica il funzionamento di numerose aree cerebrali che aumentano il numero di connessioni tra loro. Le conseguenze di questo processo sono evidenti nelle percezioni durante un'esperienza coi funghi: iper connessione con la realtà, esperienze mistiche, profonde comprensioni e guarigioni, così come crisi psicotiche e/o paranoiche se si cerca di resistere o controllare l'esperienza.

Qui trovi un articolo di approfondimento sulla neurogenesi: **https://tinyurl.com/yxqk8ocv**

Qui invece trovi la definizione di epigenetica data da Wikipedia: **https://tinyurl.com/y47pkore**

Tutte queste premesse servono a sostenere la Teoria della Scimmia Sballata di Terence McKenna. Più che di teoria bisognerebbe parlare di ipotesi, la teoria ha gli elementi affinché possa essere eventualmente verificata, mentre l'ipotesi è in uno stadio precedente e mi sembra che questa sia al momento la situazione per l'intuizione di McKenna (grazie a Paul Stamets, di cui condivido questa riflessione).

Circa due milioni di anni fa gli ominidi che vivevano nelle foreste in Africa furono costretti dai cambiamenti climatici (un antico "global warming") a spostare la loro vita nelle savane, che si stavano espandendo a scapito delle foreste. La storia è molto complessa, articolata e controversa, poco chiara nelle linee di sviluppo del genere *Homo* e delle sue specie per arrivare al *Sapiens* attuale, ma di certo alla base di questa evoluzione ci sono gli stimoli dati dai cambiamenti ambientali, in questo caso la siccità. Questo comportò grandi cambiamenti soprattutto per l'approvvigionamento di cibo, si dovettero sviluppare nuove tecniche di caccia perché l'ambiente era molto diverso. Si incrementò la capacità di osservare i segni e le tracce della presenza di animali, quindi per esempio le impronte e lo sterco delle diverse specie.

In particolare sullo sterco e nelle strette vicinanze crescevano già allora numerose specie di funghi psicoattivi, proprio i Funghi Psilocybe a cui siamo interessati anche noi. Ai nostri giorni sono ben 23 le specie di primati che consumano funghi quando li trovano, uomo compreso, per questo ha senso pensare che questi ominidi li abbiano raccolti e mangiati.

Così come succede ancora oggi, dopo circa 30 minuti l'effetto psicoattivo sale, attivando a livello psicofisico un diverso stato di coscienza. Devi sapere che tutti gli animali, dal moscerino all'elefante, ricercano lo stato di alterazione indotto dal consumo di sostanze psicotrope, anche se sembra un comporta-mento che spesso va contro l'istinto di sopravvivenza. Leggi questo incredibile articolo di Giorgio Samorini sugli animali che si drogano: **https://tinyurl.com/y6aou4fx**

Cosa è successo a questi scimmioni pre-umani in conseguenza alla ripetuta esposizione a questi funghi psicoattivi? Immagina che questo si sia ripetuto e protratto per milioni di anni.

Queste continue stimolazioni hanno attivato la Neurogenesi Epigenetica di cui scrivevo sopra, che all'atto pratico significa lo sviluppo di nuovi percorsi cerebrali per la conoscenza e la coscienza, l'aumento dei centri del linguaggio, la capacità di pronosticare e pianificare oltre che più empatia e coraggio.

Le dimensioni del cervello aumentavano man mano che queste qualità si sviluppavano, raddoppiando da circa 800 centimetri cubici a oltre 1.600 in poco tempo, per l'appunto un periodo che intercorre tra due milioni di anni e 300 mila anni fa, evolutivamente un tempo molto breve.

Oltre a queste capacità di generare e sostenere lo sviluppo del cervello, la psilocibina quando viene assunta produce una sorta di reset neuronale, cioè scioglie il collegamento che esiste nel cervello tra un evento e la reazione di stress o paura e dolore associato, tipico delle esperienze traumatiche. Per questa sua preziosa caratteristica viene usata anche per curare e risolvere i disturbi da stress post traumatico (PTSD - Post Traumatic Stress Disorder), ma ancora di più aiuta la persona ad aprirsi, a ricevere l'input di nuovi dati e cambiare la situazione preesistente. L'empatia è uno dei risultati dell'iperconnessione che si sperimenta durante l'esperienza, una percezione difficile da spiegare se non si prova.

In questo bel video trovi i punti salienti di questo paragrafo, si tratta di un'intervista di Joe Rogan a Paul Stamets:
**https://tinyurl.com/y6l2ny22**

I funghi sono una vera cura per evolversi più velocemente, anche se questo non ci sottrae mai dal vero lavoro di autoco-no-scenza che si fa tenacemente in ogni momento della vita in stato di coscienza ordinaria.

Aiuto, non scorciatoia, proprio come nel detto popolare "aiutati che il ciel ti aiuta".

# 9. Lo Spirito del Fungo e l'Origine della Vita

I primi funghi sono arrivati sulla Terra oltre due miliardi e quattrocento milioni di anni fa, sono stati tra i primi esseri viventi che hanno iniziato la vita su questo pianeta. Dico intenzionalmente "sono arrivati sulla Terra" invece di "sono comparsi" o "si sono formati" perché sono certo che non siano nati sulla Terra, come di conseguenza è vero per tutte le forme di vita. Non ho mangiato troppi funghi, proseguiamo e vedrai.

Il matematico, fisico e astronomo Sir Fred Hoyle un giorno affermò "Che quella faccenda complicata e complessa che una cellula sia nata spontaneamente e per caso sulla Terra ha la stessa probabilità che un tornado, passando su un deposito di rottami, ne tiri fuori un Boeing 747 perfettamente funzionante". Direi che Sir Hoyle aveva qualche dubbio che la vita, il DNA, si fosse creata "casualmente" sulla Terra a partire dal "brodo primordiale", composto da tutta una serie di sostanze e condizioni ambientali speciali.

Cos'è il Brodo Primordiale: **https://tinyurl.com/y55r3mfc**

Chi è Fred Hoyle: **https://tinyurl.com/y5det5f8**

Francis Crick e James Watson presero il Nobel per la medicina nel 1962. Insieme scoprirono la struttura a doppia elica del DNA. Crick disse che ebbe questa comprensione durante una sessione di LSD, all'epoca non ancora vietato.

Crick dopo il Nobel proseguì le ricerche sul DNA e le sue origini fino al giorno in cui arrivò a una conclusione simile a quella di Hoyle: la vita non poteva essere nata sulla Terra, quindi doveva arrivare dallo spazio. Insieme a Leslie Orgel, brillante chimico, scrisse un libro intitolato "Panspermia Guidata". La vita era arrivata dallo spazio a bordo di meteoriti e/o comete, sotto forma di batteri che si sarebbero poi evoluti.

Panspermia Guidata: **https://tinyurl.com/y2krrwol**

DNA: **https://tinyurl.com/yx9esrnk**

Nel corso del tempo sono stati tanti gli scienziati e gli studiosi che hanno concordato sul fatto che è statisticamente impossibile che la vita sia nata qui, ma come sia arrivata sulla Terra è una questione non risolta definitivamente. Origine della Vita:
**https://tinyurl.com/y5vbdhok**

A questo punto è certo che i funghi siano arrivati sulla Terra oltre 2400 milioni di anni fa, come dicevo all'inizio, ma come ci sono arrivati? Mi sarei fatto un'idea che trova sostegno dalle scoperte di alcuni studiosi di rilievo di cui ti racconto esperienze ed esperimenti. Si tratta di premi Nobel, alcuni li ho citati prima, così come di studiosi dal curriculum professionale ai massimi livelli mondiali.

Uno tra i più grandi, i cui studi sono alla base dell'esperimento di cui scrivo fra poco, è il Prof. Giuliano Preparata, poco noto ai più ma davvero una mente straordinaria, la sua biografia su Wikipedia mostra le sue grandi qualità professionali, riconosciute dalle più importanti università del mondo:
**https://tinyurl.com/y6jostkr**

Un giorno lessi di un esperimento di laboratorio fatto da un altro premio Nobel, anche lui per la medicina nel 2008, il Dr.

Luc Montagnier, che portava avanti gli studi di Giuliano Preparata. Stava facendo degli esperimenti sul DNA di un batterio (scelto per la sua struttura organica abbastanza semplice) che consistevano nel diluire sempre più questo DNA in acqua. Il procedimento era come quello usato per la preparazione dei rimedi omeopatici.

Si mette la sostanza che interessa diluire in acqua, si agita secondo un procedimento stabilito, poi si prende una parte di quell'acqua, un decimo del totale e la si versa in altre nove parti di acqua pura. Si ripete questa diluizione e dinamizzazione (l'agitazione per mescolare) parecchie volte, fino a quando si può essere matematicamente certi che nulla della sostanza iniziale - neppure una molecola - sia contenuta nell'acqua dopo il processo.

Montagnier sta facendo questo partendo dal DNA molto semplice di un batterio, nel contempo misura il campo elettromagnetico debole dell'acqua man mano che il processo avanza, e nota che il segnale proveniente dall'acqua incrementa la sua intensità dopo ogni passaggio al punto che riesce a registrarlo su un supporto digitale.

Questo file digitale viene spedito via mail a un altro laboratorio lontano centinaia di km, dove lo riproducono come frequenza elettromagnetica dentro un contenitore di acqua in cui sono state messe le basi azotate del DNA (Adenina, Timina, Citosina e Guanina) più le sostanze reagenti necessarie.

Dopo circa 20 ore nell'acqua viene trovato il DNA da cui era partito Montagnier. Qui trovi la relazione scientifica, in inglese: **https://tinyurl.com/yxn4j7t7**

ma ti raccomando soprattutto la lettura di questa intervista in italiano al Prof. Emilio Del Giudice: **https://tinyurl.com/yy73yoxl**

Il Prof. Emilio Del Giudice è stato un altro grande scienziato, dotato di grande umanità e capacità comunicativa, ha lavorato a lungo con Giuliano Preparata.

Qui la sua biografia su Wikipedia:
**https://tinyurl.com/yytaye9p**

Ora qui parte la mia riflessione, che non è scientifica - non mi risulta che sia stata convalidata dal mondo accademico - ma che mi sembra molto probabile e decisamente interessante.

Sulla Terra esisteva ciò che serviva come ingredienti del DNA, ma il fatto che quegli ingredienti si combinassero tra loro nel modo giusto è stato causato da una informazione, o meglio tante informazioni, arrivate da fuori del pianeta. È qualcosa di simile ai Domini di Coerenza di cui parla Emilio Del Giudice nella sua ultima video intervista: **https://tinyurl.com/y5zfpnpa**

I domini di coerenza sono strutture organizzate di elettromagnetismo debole, descritte nella fisica quantistica.

Gli esperimenti di scienziati e premi Nobel sono il supporto importante di questa riflessione che sto facendo da diversi anni.

Nell'esperimento ci sono sostanzialmente tre cose: l'acqua, una informazione elettromagnetica molto sottile e la presenza degli ingredienti necessari. La frequenza penetra l'acqua, che traduce in istruzioni operative queste informazioni elettromagnetiche per combinare gli ingredienti: ecco il DNA, la base della vita.

Nelle antiche tradizioni, nelle religioni, dappertutto c'è un Padre e una Madre, lui è il Cielo, lei è le Acque, lui è penetrante, lei è accogliente, e così via. Il Padre crea, la Madre genera, il mondo fisico nasce prima nel mondo delle Idee e anche oltre più in alto, solo poi può manifestarsi e nascere sulla Terra. Questa è una fase della Creazione.

L'Idea del Fungo nasce lì, poi sotto forma di informazione - lo Spirito Santo? - arriva sulla Terra e appena ci sono le condizioni minime di base eccolo comparire sul pianeta oltre 2400 milioni di anni fa. Kilindi Iyi ha ragione quando parla di tecnologia esoplanetaria, l'evidenza per me è in questi esperimenti, oltre che sensato dal punto di vista di una prospettiva evolutiva e spirituale.

Forse può sembrarti strano o peggio se abbino "tecnologia" a "spirituale", ma anche Dio creatore rispetta le sue stesse leggi che sono necessarie affinché il Cosmo sia ordine e non caos. Il Divino si manifesta sulla Terra attraverso i processi della vita, della interrelazione tra tutte le cose e quindi anche attraverso i processi chimici, elettrici, termici, etc., perché sul piano fisico le cose funzionano così.

Un'Idea di Dio diventa materia attraverso le leggi della materia, gli esperimenti di Montagnier e Del Giudice mostrano uno dei modi in cui il *"sottile"* - come l'elettromagnetismo debole - crea la vita sul piano materiale denso.

Questo per dire che la psilocina non si forma per caso ma in conseguenza a un ordine che arriva dal Cielo e dallo Spazio, un'Informazione incredibile se penso agli straordinari insegnamenti e comprensioni che ho avuto durante tante esperienze con Piante e Funghi.

Uno Spirito come quello del Fungo Sacro non è come una persona con poteri magici, è un'entità diversa da noi esseri umani, molto diversa se consideri che la maggior parte delle persone non è realmente consapevole di sé stessa, mentre l'entità lo è perfettamente di sé e di te, per quello che sei veramente.

La sua intelligenza lascia sbalorditi tutti quelli che cominciano a capirla, che vedono il modo geniale che ha di farti affrontare quello che ti riguarda e che ti serve. Tra coloro che sono più sbalorditi e affascinati dalle soluzioni attuate dal fungo per aiutare le persone ci sono gli psicoterapeuti. Il video è in inglese, è una conferenza TED di una psicologa, Katherine MacLean: da vedere, tanti passaggi sono emozionanti
**https://tinyurl.com/y5vbg9xh**

# 10. La Cerimonia con il Fungo Sacro

## Premessa

Ora hai capito come rispondono corpo, emozioni e mente all'assunzione di funghi, hai rispettato il set & setting e hai scoperto che durante le esperienze ci sono stati momenti speciali - sia belli che brutti - che ti hanno dato qualcosa che vorresti capire meglio e approfondire. Sei interessato a capire come proseguire l'esplorazione? Se ti interessa come possibilità potresti considerare di trasformare l'assunzione di funghi magici in una vera e propria cerimonia.

Se il termine "cerimonia" ti disturbasse perché potrebbe sembrarti che abbia implicazioni religiose (che nella mia intenzione non ci sono) puoi usare altri sinonimi, per esempio spazio protetto o rituale terapeutico. Io uso il termine cerimonia perché include entrambi questi significati e aggiunge un ulteriore livello, quello spirituale. Spirituale non significa religioso o appartenente a una religione, è invece un livello in cui gli opposti sono conciliati, i cui valori sono inclusivi e di beneficio per tutti, oltre il giudizio e la dualità, quindi non soggetti alla transitorietà delle cose del mondo.

Diceva Einstein: "I problemi non possono essere risolti allo stesso livello di conoscenza che li ha creati". Il livello spirituale è quello che davvero risolve i conflitti e i problemi che risiedono ai livelli inferiori, cioè fisico, emozionale e mentale. Risolvere un problema rimanendo allo stesso livello che l'ha generato è solo un adattamento o un compromesso, non funziona se non temporaneamente. La vera soluzione è solo la guarigione, non un accomodamento di qualche tipo. La guarigione per esempio da una malattia - che è un conflitto somatizzato (cioè espresso nel fisico) - non avverrà mai se capisci le cause a livello mentale. Infatti se capissi che hai problemi al fegato perché stai provando rancore, saperlo non ti guarirà.

La guarigione arriva solo attraversando un "momento wow", in cui la comprensione si manifesta istantaneamente per un moto intuitivo sovramentale. Capire è una funzione mentale, comprendere è invece una funzione intuitiva, cioè un livello superiore alla mente e quindi appartenente al mondo dello spirito. Solo così può venir meno il motivo per cui la malattia si è manifestata, che era di mostrare alla coscienza qualcosa che altrimenti non avrebbe voluto - o potuto - vedere.

Questa necessità di accedere a un livello superiore a quello in cui si manifestano conflitti e problemi è ben evidenziato da alcune branche della psicologia più evoluta, come la "psicologia transpersonale" e la "psicologia integrale", sviluppate da ricercatori come Roberto Assagioli e Ken Wilber, solo per citare due nomi illustri Il significato e il valore di quello che vivi è comprensibile solo accedendo a un livello superiore a quello dei problemi del tuo ego.

La cerimonia è un processo di svelamento dell'inconscio, come diceva C.G. Jung: "Rendi cosciente l'inconscio, altrimenti sarà l'inconscio a guidare la tua vita e tu lo chiamerai destino". La cerimonia soddisfa questo imperativo ma fa anche di più, come dice ancora Jung: "La vera terapia consiste nell'approccio al divino; più si raggiunge l'esperienza del divino, più si è liberati dalla maledizione della patologia".

Lo spirito del fungo trova nella cerimonia l'insieme di qualità necessarie per fare al meglio il lavoro di "pulizia e cura" di corpo e anima, termini tanto cari agli "Icaros", canti tradizionali degli sciamani sudamericani nelle cerimonie con l'ayahuasca:
**https://tinyurl.com/y26gxys4**

Ovviamente non ho la pretesa di riuscire a insegnare come fare una cerimonia, è più un'esperienza da cui impari che non un insegnamento trasmissibile per iscritto; io posso e desidero comunicare solo alcune linee guida collaudate affinché ti servano come riferimenti per cominciare a praticare con amici e compagni affidabili e proseguire poi anche in solitaria.

Organizzare una cerimonia è il punto di arrivo di un percorso di autoconoscenza, per percorrerlo servono tre qualità: volontà e amore unite a disciplina.

Inizialmente qualsiasi percorso ha bisogno di regole e costanza, se da solo non riesci a innescare un cambiamento chiedi aiuto a un terapeuta qualificato, devi metterti in gioco per guarire dai problemi della personalità/ego. Se invece sei già nel percorso di crescita personale e interiore potrai avere anche l'aiuto del Fungo Sacro, se gli darai fiducia incondizionata sarai ricoperto di benedizioni e la tua vita cambierà. Risolvere i propri problemi interiori cambia la vita, tutto diventa più bello e vibrante, ed è solo una parte delle benedizioni che ti aspettano.

Onora la tua scelta di crescere interiormente, a quel punto la cerimonia diventa un contesto sacro in cui entri in contatto con la Divinità di cui tutto è fatto, tu compreso.

Attraversare in profondità una cerimonia con il Fungo Sacro è una preziosa esperienza trasformativa, per accoglierla senza resistere devi mantenere accesa la fiducia nel Fungo, così da permettergli di mostrarti un te stesso e una realtà completamente trasformata, in un modo che adesso non puoi neanche immaginare. Se hai fiducia riuscirai a non opporre resistenza e a cavalcare la tigre con gioia indicibile. Sperimenterai la Magia del Fungo Sacro, proprio quella che li ha fatti soprannominare "Funghi Magici" da tutti quelli che li hanno incontrati con il giusto set & setting.

Decidere di assumere i funghi all'interno di un contesto cerimoniale significa fare la scelta di iniziare un percorso che si svilupperà e approfondirà sempre di più. Ogni volta capirai delle cose che potrai applicare nelle esperienze successive, di fatto starai costruendo qualcosa che crescerà nel tempo e prima o poi donerà i suoi frutti. Non avere aspettative, non aspettarti di ottenere qualcosa da subito, probabilmente all'inizio sarai tu a dover dare - come sempre accade anche nella vita.

In questo approccio alla cerimonia ho privilegiato l'aspetto della guarigione, vorrei che fosse chiaro che la intendo nell'accezione più ampia, nel senso di guarigione da ciò che limita o impedisce la nostra riconnessione allo spirito, al flusso della vita e alla gioia di vivere. L'aspetto di guarigione passa in secondo piano per chi ha già realizzato questo stato dell'essere, in questo caso prevale la celebrazione del divino e l'essere al servizio di tutti i partecipanti del rituale. Ogni volta che qualcuno si connette con la sua luce interiore è di grande beneficio per tutti quelli che gli sono vicini.

Per spiegare cosa sia e come funziona una cerimonia porterò l'esempio di quelle con l'ayahuasca.

## Com'è fatta una Cerimonia

Una qualsiasi cerimonia, non solo quella con l'ayahuasca, dovrebbe essere composta di tre parti:

- preparazione
- esperienza
- integrazione

Se mancano la prima e/o l'ultima parte non è meno sacra, semplicemente diventa meno efficace per le conseguenze auspicabili che dovrebbe avere nella vita quotidiana.

Oltre a queste tre parti tutte le cerimonie sono sempre l'accordo tra i partecipanti di farla insieme rispettando alcune regole. Più avanti trovi un paragrafo in cui sono riassunte e motivate le regole fondamentali che serve conoscere e applicare.

L'ayahuasca viene somministrata in un contesto cerimoniale, l'esperienza è guidata e padroneggiata da uno sciamano, uomo o donna che sa muoversi, comunicare e agire nel mondo degli spiriti, non è un semplice conduttore o facilitatore. Lo sciamano sa cosa e come fare per portare tutti a destinazione. Quest'ultima si trova alla fine di un viaggio in cui si affrontano le cause dei nostri mali interiori e fisici, quindi un percorso spesso tormentato e non facile. Sto semplificando molto, ci sarebbe da raccontare molto di più, ma per i nostri scopi descrivo il minimo sufficiente e necessario. Queste pratiche sono state codificate da millenni, sono tradizioni che si tramandano con la lunga pratica di un allievo al servizio di uno sciamano, a sua volta al servizio della comunità.

Le cerimonie con l'ayahuasca in occidente sono come quelle della tradizione amazzonica. Per i funghi non è così, non sono arrivate in occidente vere tradizioni che possano essere una traccia per come fare una cerimonia con i funghi. Pare che in Centro America ci siano ancora diverse tradizioni locali ma non se ne sa molto, la mia personale impressione è che siano state nascoste. L'invasione di occidentali che ha vissuto il villaggio di Maria Sabina dopo la pubblicazione dell'articolo su "Life" nel 1957 credo sia stata una dura lezione per tutti loro. L'*uomo bianco* si porta dietro sempre un sacco di problemi e capisco chi li vuole evitare, per questo apprezzo molto il coraggio di chi porta l'ayahuasca qui in Occidente.

I funghi si raccolgono e si mangiano, per questa estrema facilità di contatto e uso hanno sicuramente una tradizione molto più lunga di tutte le altre sostanze enteogene, tante pitture rupestri preistoriche confermano questa affermazione di antichità.

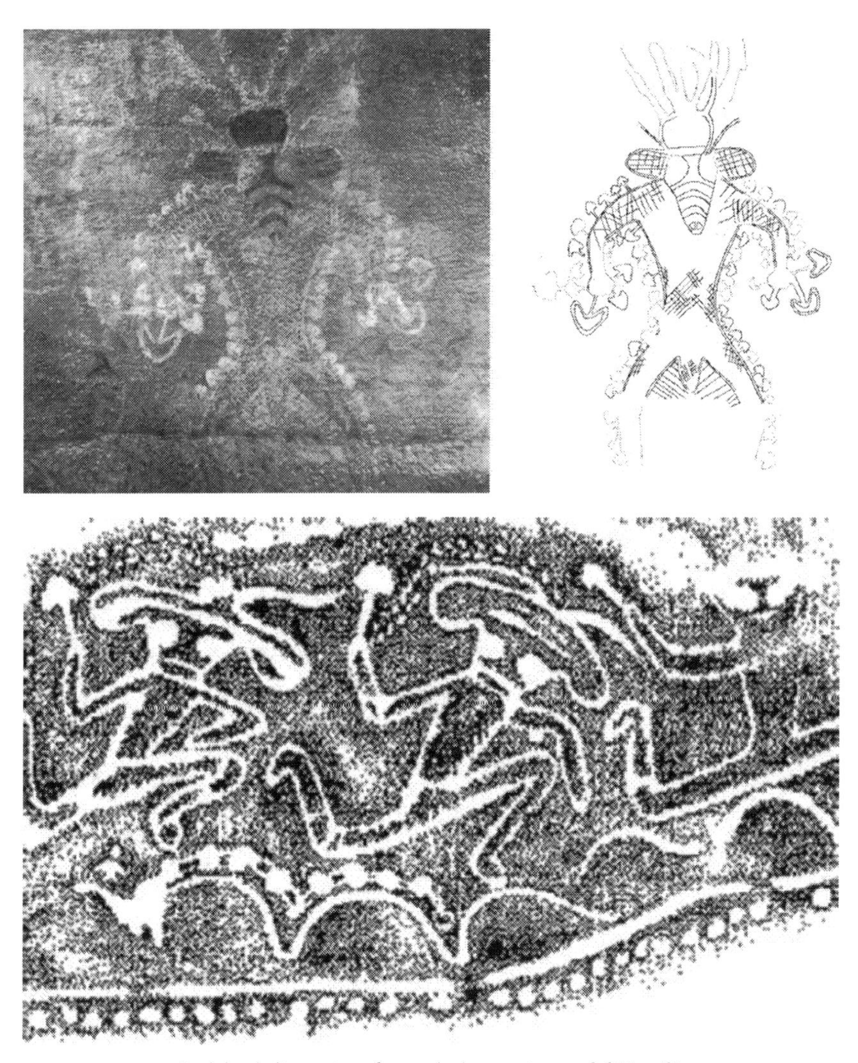

*Incisioni ritrovate nel massiccio montuoso del Tassili, nel deserto del Sahara algerino, risalenti a circa 10.000 anni fa.*

Conoscendo le cerimonie con la Pianta e volendo applicarne le qualità a un lavoro coi funghi, mi sono basato su cosa facevano gli sciamani alle cui cerimonie avevo partecipato. È stato un lavoro di ricerca che si sviluppava su due fronti: uno pratico mentre facevo esperienze con i funghi, l'altro più teorico e ideativo confrontandomi con i miei amici fraterni compagni di esperienze. Riprendere i valori di una cerimonia con lo sciamano mentre facevamo esperienze con il fungo ci ha permesso di definire una serie di regole cerimoniali, per poter usare il fungo in un contesto sacro anche senza la presenza di uno sciamano.

Le cerimonie senza lo sciamano sono in parte una necessità ma anche un'evoluzione verso la creazione di un gruppo di persone al servizio l'uno dell'altro, empatici, attenti, connessi, sostenuti da un maggior senso di responsabilità individuale e collettivo.

Tutte le cerimonie sacre sono sempre al servizio della guarigione dei partecipanti su tutti i piani, dalla cura di patologie - l'ayahuasca è chiamata anche Medicina - alla risoluzione di ferite emotive del passato, e molto di più. La guarigione è il fine ultimo di qualsiasi cerimonia sacra. Da questi sciamani ho imparato a considerare e praticare il rituale di guarigione come un'esperienza sacra, per permettere il contatto curativo con il trascendente.

Il Fungo (e qualsiasi Pianta Sacra) ti apre a questo contatto col Divino, crea una magia speciale e riesce a mettere da parte la "personalità" che ci impedisce di sentire costantemente la presenza di Dio (o dell'Universo o dell'Uno o di come tu voglia chiamare quel senso di connessione che provi in certi momenti) in tutto quello che c'è. Da questo punto percettivo speciale riusciamo a guardare noi stessi, la personalità con cui siamo sempre identificati, in un modo radicalmente diverso, potenzialmente molto guaritivo.

La personalità, o ego con la "e" minuscola, è costituita dall'insieme di impressioni, esperienze, convinzioni, credenze, educazione, etc. che abbiamo vissuto finora, ma questa "cosa" non è quello che noi siamo realmente. Chi siamo veramente può essere percepito in momenti speciali, a volte durante una profonda meditazione, oppure nello stato di grazia che ci può prendere mentre passeggiamo nella natura, quando stiamo facendo con passione qualcosa che ci piace molto, per esempio scrivere, suonare, cantare, a me è successo anche guidando la moto su strade spettacolari in Corsica! In quei momenti siamo liberi dalla morsa dell'ego e possiamo fare esperienza di quello che siamo veramente, nel flusso della vita e connessi al nostro Sé. La personalità è un costrutto temporaneo che usiamo per fare esperienza sul piano fisico, è illusoria come può esserlo un arcobaleno, che sembra vero ma che in realtà è percepito solo per un insieme di fattori concomitanti, compresa la posizione di chi osserva; se varia anche uno solo dei fattori che gli danno questa apparenza di realtà, l'arcobaleno cambia o svanisce. La personalità è così, un abito che possiamo toglierci se ci impegniamo, e che lasceremo sicuramente al momento della morte del corpo fisico. Tanto più saremo identificati con l'ego, tanto meno saremo coscienti di noi in questa transizione che è la morte, mentre arrivare a identificarci con il Sé è ciò che ci renderà immortali.

Il percorso cerimoniale ha questo scopo: riconoscere la personalità per quello che è, mentre facciamo esperienza di quello stato di grazia che è la Presenza. Approfondisco nell'ultimo capitolo "I funghi sono la pillola rossa del risveglio?".

A parte Maria Sabina non ho mai conosciuto o sentito parlare di sciamani che usassero il fungo per fare cerimonie, quindi abbiamo dovuto improvvisare per arrivare a definire una struttura cerimoniale che fosse adeguata anche senza lo sciamano.

Una cerimonia con le Piante Sacre ha sempre un inizio e una fine ben definiti, che delimitano lo spazio e il tempo sacro dell'esperienza. Questo lo puoi vedere anche nella celebrazione della Messa nella tradizione cattolica, ci sono un inizio e una fine chiari ed evidenti.

## Protezione ed espansione

Lo sciamano inizia sempre con un rituale di apertura, che insieme a quello di chiusura delimita uno spazio e un tempo protetti.

Protetti da cosa? Nelle tradizioni sciamaniche esiste il contatto e l'interazione con entità non fisiche che sono chiamate spiriti, alleati e altre definizioni specifiche di ciascuna cultura locale. Secondo la tradizione sciamanica il mondo è molto più di quello che possiamo percepire con i nostri cinque sensi, l'essere umano non è l'unico essere senziente che vive su questo pianeta.

Esistono entità non incarnate o non corporee che si nutrono di energia, come quella delle emozioni per esempio, e quando in una cerimonia si muovono energie ed emozioni di cui queste entità letteralmente si nutrono per vivere bisogna fare molta attenzione. Il dolore per molte di loro è nutrimento, quindi va da sé che abbiano tutto l'interesse a sostenerlo e riprodurlo attaccandosi a chi in quel momento soffre. Senza nutrimento morirebbero, vivono in un corpo fatto di materia sottile ma che ha esigenze di nutrimento esattamente come i nostri corpi di materia più densa. Queste entità a volte parassitano persone che hanno dolori e soprattutto dipendenze, quindi arrivano nello spazio cerimoniale portate dai loro succubi inconsapevoli, non soltanto attratte da quello che una cerimonia smuove negli animi dei partecipanti.

Sto semplificando e chiedo comprensione a chi conosce bene questi argomenti, ma vorrei far capire a tutti che creare uno spazio amorevole e luminoso tiene lontano e impedisce a questi parassiti di pasteggiare con noi, perché la sofferenza in cui possiamo trovarci non sia più di quella fisiologica per il processo di cura in corso. Nonostante la presenza dello sciamano e delle protezioni, durante le cerimonie si combattono energie potenti, facilmente percepite dalla maggioranza dei partecipanti.

Puoi non credere a questa rappresentazione in cui agiscono esseri incorporei, ma non cambia il fatto che i rituali che caratterizzano le cerimonie abbiano comunque forza emotiva e simbolica, in grado di produrre effetti sulle esperienze dei partecipanti e sui risultati che si ottengono.

## Il significato del rituale

Cos'è un rituale? È una serie di azioni intenzionali per fare qualcosa di definito. La pratica del rituale ti consente di imparare le azioni necessarie - che sia la cerimonia del tè oppure la pratica del Tai Chi - ma soprattutto sostiene la consapevolezza di esserci mentre stai facendo qualcosa, ti aiuta a stare in presenza, nel "qui e ora".

I rituali inoltre agiscono profondamente sul nostro inconscio che non capisce il linguaggio razionale e logico dei nostri ragionamenti, infatti con il ragionamento mentale puoi capire i tuoi problemi interiori ma non risolverli. I rituali parlano la lingua della nostra parte più profonda attraverso l'uso di immagini ed emozioni, oltre che di simboli archetipici validi per tutti gli esseri umani, tutti elementi perfettamente compresi dal nostro inconscio.

Una cerimonia è sempre un processo di cura su tutti i piani dell'essere umano: fisico, emotivo, mentale e spirituale. La guarigione avviene quando riusciamo a integrare e connettere tutte le parti di cui siamo costituiti, trasformando la paura in amore, quello che separa in quello che unisce.

La cerimonia ha una qualità di protezione, ma è anche uno spazio-tempo che sostiene e favorisce la conoscenza di sé stessi, che espande la ricerca di soluzioni a problemi di tutti i tipi, anche quelli delle scelte importanti nella vita fuori dalla cerimonia.

La cerimonia è quindi sia uno spazio fisico che un tempo definito, per proteggere e contemporaneamente sostenere ciò che ci aiuta ad affrontare i nostri problemi; è l'insieme di condizioni affinché questo spazio-tempo possa essere considerato sicuro e adatto alle intense esperienze che si vivono durante l'assunzione di una sostanza enteogena. Come si fa a realizzare queste condizioni?

Ritorna ancora l'importanza del set & setting, mai ripetuto abbastanza, e quindi la scelta del posto è il primo passo, dando per scontato che le persone che si troveranno insieme siano unite da intenzioni comuni, dalla comprensione che si sta intraprendendo un'esperienza completamente diversa dal semplice fare qualcosa insieme. A questo punto l'accordo sul rispetto delle regole da parte dei partecipanti è fondamentale.

## Regole e libertà

La cerimonia è un set & setting preciso e definito, un contenitore all'interno del quale si è sicuri di poter lavorare al meglio. Ci sono quindi un insieme di regole, di paletti all'interno dei quali si deve rimanere, di cose da fare e da non fare che accetto intenzionalmente limitando la mia libertà. All'interno di una cerimonia potrebbe succedere di sentirti stretto e limitato nella tua libertà.

La libertà per molti è la possibilità di fare quello che si vuole purché non si faccia danno ad altri. Questo tipo di libertà in teoria è sempre a disposizione, finché scopriamo di non essere davvero liberi perché ci sono condizionamenti sociali che ce lo impediscono, ma soprattutto condizionamenti interiori. Di fatto nessuno è veramente libero finché non si risveglia, ma anche in quel momento la scelta di libertà che farà un *risvegliato* sarà quella di essere completamente al servizio della volontà di Dio - così come riportato nelle narrazioni di chi ha realizzato questo stato di grazia.

Riprendo questo paradosso più avanti e ritorno alla libertà di fare quello che si desidera. Nella vita di tutti i giorni è difficile sentirsi completamente liberi, motivo per cui si può capire il desiderio di sentirsi liberi almeno quando si assumono i funghi: perché devo mettermi in un'esperienza con regole da rispettare? Perché non posso fare quello che mi va?

Le regole di una cerimonia ti portano a rivolgerti dentro di te, la sola cosa reale che esiste, infatti tutta la realtà è solo una proiezione della nostra coscienza, è dimostrato anche scientificamente. Assecondare ciò che passa per la mente ci orienta verso l'esterno, gli effetti speciali sensoriali ci intrattengono, possono davvero essere bellissimi, ma restare in superficie non porta da nessuna parte, è un po' come andare spesso al cinema a vedere sempre lo stesso genere di film, alla fine diventi più esigente ed è sempre più difficile trovare qualcosa di interessante. La cerimonia ti fornisce una direzione più elevata del semplice godimento sensoriale, ti aiuta a sintonizzarti con una qualità più alta rivolta al tuo interno.

Come sarebbe un incontro sportivo senza regole? I regolamenti sportivi sono quelli che rendono appassionanti le competizioni, altrimenti non avrebbero senso. Lo stesso vale per le esperienze psichedeliche, se metti delle regole puoi applicarle ogni volta e progredire in una direzione definita e utile per la tua evoluzione.

Non mettere regole equivale a considerare i funghi una sostanza ricreativa, ma questo è un grave errore. Ribadisco che i funghi hanno una storia millenaria di uso sacro, cerca sulla rete i riferimenti al Soma, la bevanda sacra della religione vedica, oppure al Kykeon, altra bevanda sacra legata alla celebrazione dei Misteri Eleusini, entrambe erano bevande enteogene ricavate quasi certamente da funghi, che all'epoca sono stati spesso rappresentati in sculture e immagini sacre. Se vuoi approfondire cerca anche Ambrosia e Amrita, entrambe bevande enteogene. Sono tutte sostanze che aprono al contatto con realtà sottili, di cui il mondo astrale è quello più contiguo al nostro; in questa dimensione vivono entità di tutti i tipi, molte delle quali è bene che stiano ben distanti da noi.

Se non hai esperienza diretta di questi argomenti potresti pensare che io sia folle o stupidamente superstizioso, ma non è così, se non vedi qualcosa non significa che non esista. Lo scopo di questo libro non è dimostrartelo, io so che questi piani esistono per esperienza diretta anche senza l'uso di sostanze che espandono le percezioni, lo scopo è invece metterti in guardia dall'usare sostanze potenti come i funghi senza un'intenzione di qualità. L'intenzione fa la differenza! Se non farai attenzione attirerai a te energie e situazioni di qualità affine alla qualità del tuo approccio. L'inganno a questo punto diventa facile, ci vuole un attimo per trovarsi invischiati in illusioni che porteranno dolore e sofferenze, puro nutrimento per queste energie astrali. Sei mai entrato in una sala scommesse? Che sensazione hai provato? Se hai percepito qualcosa delle energie torbide presenti devi sapere che affrontare un'esperienza coi funghi senza il dovuto rispetto ti potrà mettere in contatto con un mondo che quello della sala scommesse a confronto sembrerà un giardino d'infanzia. Nonostante la mia attenzione due volte mi sono accorto nettamente di un attacco durante due diverse cerimonie; una volta ero solo, dose molto alta ma ero centrato e l'ho riconosciuta per quello che era, riuscendo faticosamente a tenerla lontana da me, mentre la seconda ero con un amico e mi è sembrata la scena di un film horror! Anche i 3 gatti che erano in casa se ne sono accorti in maniera inequivocabile, neanche stavolta era un'allucinazione!

Oltre a questi pericoli devi considerare che le esperienze "ricreative" hanno un limite intrinseco, cioè devono divertire, ed è per questo che alcuni diventano esploratori di tutte le sostanze, le mescolano, passano dall'una all'altra cercando nuove esperienze e sensazioni senza mai entrare in profondità in quello che fanno, come turisti sempre in viaggio alla ricerca di nuove e diverse emozioni. Se le vedi è facile capire come queste persone siano state "agganciate", a un osservatore esterno è molto chiaro che non se ne rendono conto. Se non rivolgi l'attenzione dentro di te non vai da nessuna parte, l'esterno è solo un'illusione, gli effetti speciali dopo un po' si ripetono e diventano noiosi e arriva il tempo di cercare una nuova sostanza: oltre alle tante droghe esistenti i laboratori sfornano nuove "rc" ogni giorno, nuovi clienti purtroppo non mancheranno mai.

Le regole di una cerimonia danno un senso e una direzione, così come fa un bicchiere con l'acqua che contiene. È vero che la limita, ma così la rende utile se hai sete. Infatti senza bicchiere - un limite - l'acqua potrebbe solo essere sparsa sul tavolo o sul pavimento, in questo modo dovresti tenerti la sete con l'acqua a portata di mano. Bevi dal rubinetto o da una bottiglia? Anche questi sono limiti che permettono all'acqua di arrivare fino a te.

La cerimonia è un insieme di limiti che espandono la tua libertà, così come la vera libertà è raggiunta attraverso la disciplina dell'amore e della volontà. Non funziona se fai quello che ti passa per la mente, perché sulla mente e sui pensieri in realtà non abbiamo il benché minimo controllo. Se avessi dei dubbi su questa affermazione ti invito a osservarti, potrai verificare che i pensieri arrivano sempre a caso e mai per scelta.

Mi sottopongo intenzionalmente a una serie di regole per espandere la mia libertà, questa è la Verità del paradosso che include gli opposti, così come un risvegliato è libero solo ponendosi completamente al servizio, come la cellula di un fegato che trova la sua realizzazione facendo quello per cui esiste, cioè essere un elemento del fegato a cui appartiene.

Come dicevo all'inizio di questo capitolo, la cerimonia è costituita di tre parti: preparazione, esperienza e integrazione. Proseguo con la descrizione di quello che serve per la preparazione; possono sembrare azioni slegate dall'esperienza vera e propria, ma l'intenzione e l'attenzione che metterò in questa parte preliminare sono fondamentali per orientare ciò che otterrò dall'esperienza. La preparazione rende più semplice e significativa anche l'integrazione post cerimonia che mi permette di portare le comprensioni e guarigioni ottenute durante l'esperienza nella vita di tutti i giorni, a mio avviso il risultato più utile in assoluto.

Una cerimonia dovrebbe prevedere sempre l'assunzione di una "committed dose", una quantità di funghi che ispira rispetto, tenerlo sempre a mente ti aiuterà ad avere l'atteggiamento migliore per fare con cura quello che serve a preparare lo spazio.

Al chiuso o all'aperto?

## Cerimonia al chiuso

Personalmente preferisco la soluzione all'aperto, in mezzo alla natura, ma le prime volte è più facile gestire lo spazio al chiuso, che avrà sicuramente le caratteristiche di base indispensabili: un bagno (togliere la chiave dalla serratura durante l'esperienza, trovare un partecipante chiuso dentro che non vuole più uscire potrebbe essere un problema) e l'impianto di riscaldamento - la percezione alterata della temperatura che si prova durante l'esperienza - il freddo in particolare - richiede un locale adeguatamente riscaldato. La stessa attenzione alle temperature è necessaria se invece dovesse fare molto caldo, il calore eccessivo può aumentare il rischio di vivere brutte esperienze.

Più avanti ti descriverò le differenze di una cerimonia all'aperto.

## I partecipanti

Per fare una cerimonia di gruppo servono almeno due persone con esperienza che avranno il ruolo di "facilitatori", gli altri che si uniscono devono conoscere la loro sensibilità, ma se così non fosse si deve fare come descritto nel capitolo "La prima volta", dose bassa senza eccezioni, altrimenti è facile che possano esserci problemi.

Ricorda che chiunque partecipi deve soddisfare anche i requisiti psicofisici necessari, descritti in evidenza nell'introduzione del libro, vedi il capitolo "Chi NON DEVE fare l'esperienza".

## Il posto

Non accontentarti di un locale qualsiasi, il posto deve piacerti e deve essere adeguato. Un box auto no per favore. Trovare il posto adatto fa parte del percorso per arrivare a fare una cerimonia, a cui hai cominciato a sacrificare - nel senso di "fare sacro" - ancora prima della sua apertura.

Ci sono alcuni centri olistici che offrono spazi per attività, incluse quelle con l'ayahuasca, con discrezione si possono fare ricerche.

Sui siti di house sharing puoi trovare case adatte in campagna, si divide il costo, con tappetini e sacchi a pelo si può fare in un weekend. Se lo puoi fare a casa tua o di amici sarebbe perfetto.

Se in questo posto fosse disponibile un camino o una stufa con il fuoco a vista sarebbe l'ideale, il fuoco non è solo fonte di calore, è una presenza che aggiunge tanto alla qualità delle energie presenti durante il viaggio interiore. In tal caso uno dei partecipanti sarà il "Guardiano del Fuoco", avrà il compito di curarlo e alimentarlo.

Il posto prescelto va prima pulito, se serve anche fisicamente con scopa e straccio, ma soprattutto a livello energetico con fumigazioni in tutto il locale, con particolare attenzione agli angoli dove è più facile che ci siano ristagni energetici. Per fare questo lavoro si possono utilizzare in ordine di efficacia: il Palo Santo, la Salvia Bianca e il Frankincense, il classico incenso da chiesa. Fallo con l'intenzione di purificare l'ambiente, mettici un sentimento di gratitudine che è la qualità più vicina all'Amore, sarà come accendere la luce in una stanza buia. Benedici il posto.

## L'altare

Un elemento molto importante per la cerimonia è la presenza di un altare costituito da un piccolo tappeto o un tessuto di valore comunque significativo, disposto nel centro della stanza intorno a cui si disporranno i partecipanti, idealmente come raggi che partono da questo centro.

Su questo altare ci saranno una o più candele e un piattino su cui accendere dell'incenso (meglio quelli giapponesi, senza anima di legno). Oltre a questi elementi che non devono mancare, possono esserne aggiunti altri come dei fiori, delle pietre, una ciotola d'acqua, degli oggetti significativi dei partecipanti.

Cosa sono questi oggetti? Qualsiasi cosa per te sia importante, per esempio la foto di un personaggio che ammiri (io metto un'immagine di un mio insegnante spirituale oppure di un Buddha), una medaglietta che ti hanno regalato quando eri piccolo, un anello a cui tieni, qualcosa che consideri un portafortuna che porti sempre con te, insomma un qualcosa a cui tu attribuisci un valore e/o la capacità di proteggerti (come amuleti e talismani). Puoi anche mettere oggetti o fotografie che siano rappresentativi del tema che vuoi affrontare.

## La diffusione della musica

L'altoparlante per la musica (ci sono tanti modelli bluetooth con batteria ricaricabile che permettono di non doverli posizionare vicino alla presa di corrente) potrà essere appoggiato sull'altare in modo che la diffusione della musica sia centrale per tutti, rendendo ancora di più questo altare il centro di attenzione e di riferimento durante il viaggio per tutti i partecipanti.

## L'importanza della comodità

La comodità è un requisito indispensabile, organìzzati affinché il posto sia comodo.

Ogni partecipante avrà un tappetino, un cuscino e almeno una coperta, a disposizione di tutti sarebbe meglio avere un secchio o un catino per chi avesse necessità di rimettere, succede raramente ma è meglio evitare di dover raccogliere il vomito da terra dopo. Uno è sufficiente, non serve averne uno per partecipante come per le cerimonie con l'ayahuasca.

A disposizione dei partecipanti mettere dei fazzoletti di carta, acqua in bottigliette, vicino o intorno all'altare ciotole o piatti con frutta secca e fresca di stagione, mentre in un angolo potrebbe stare bene un bollitore per l'acqua calda e un po' di tisane assortite con relative tazze.

Crea uno spazio bello e confortevole, sarà utile e apprezzato da tutti.

## Come vestirsi

Vale anche qui il principio di comodità appena descritto, considera di poterti coprire e scoprire facilmente se sentissi caldo o freddo. Se puoi scegli qualcosa di speciale da indossare, magari scelto appositamente per l'evento. Per esempio io uso sempre una felpa con un cappuccio grande che mi permette di coprire quasi tutto il volto se volessi isolarmi dalla luce ambientale, invece di usare una bandana o una mascherina.

Ho voluto specificare anche l'abbigliamento solo per evidenziare l'importanza di fare una scelta intenzionale e non casuale, cioè mettere le prime cose che ti capitano oppure indossare le stesse cose che metteresti per andare in palestra. La cura e l'attenzione che metterai nella scelta degli abiti adatti è uno dei piccoli rituali che concorrono a rendere l'esperienza più centrata e significativa per te, al pari di tutti gli altri dettagli di cui ti prenderai cura nella fase di preparazione.

Gli abiti non sono importanti di per sé, a parte la necessaria comodità, ma sono solo uno strumento di focalizzazione della tua intenzione di creare e sostenere uno spazio sacro.

## Luce o buio?

Se la cerimonia si svolge di giorno puoi scegliere se usare la luce naturale oppure chiudere persiane e tapparelle per creare un ambiente più raccolto e accogliente, aiutato dalla luce delle candele e dell'eventuale camino.

Io decido a seconda della situazione e del contesto, non c'è una regola fissa, ma tieni conto che la fase iniziale, così come quella più intensa che la segue, sono meglio sostenute dalla penombra o da un ambiente illuminato con luci fioche come le candele. Se la luce esterna è bella, per esempio c'è il sole, puoi fare buio per un po' e poi riaprire, se invece la luce esterna non è bella, magari è nuvoloso, puoi lasciare chiuso e dopo la fase più intensa accendere altre candele, per rendere più facile il contatto visivo e l'interazione tra i partecipanti e con l'ambiente.

Se gestire persiane e tapparelle non fosse opportuno o possibile per qualsiasi motivo puoi evitare, e suggerire invece l'uso delle mascherine per gli occhi, le prime due ore sono spesso ricche di visioni interiori che sono facilitate dall'isolamento visivo.

## L'apertura e la chiusura della Cerimonia

Come abbiamo visto in uno dei paragrafi iniziali, la cerimonia è delimitata dal rituale di apertura e di chiusura, sono due momenti formali che richiedono atteggiamenti adeguati. Infatti tutti i partecipanti saranno in cerchio intorno all'altare, non sdraiati o distratti, serve una postura che aiuti a essere attenti e presenti a quello che si sta facendo, per esempio seduti a gambe incrociate.

Usa una preghiera o un mantra, lo stesso sia per aprire che per chiudere, questa è la modalità più adatta ed efficace. Non è una questione religiosa, non c'entrano nulla la religione buddhista o cristiana, si tratta solo di usare una formula praticata e ripetuta innumerevoli volte nel corso dei secoli o dei millenni. Mantra e preghiere hanno una loro carica energetica alimentata nel tempo da tutti i praticanti che l'hanno recitata, una sorta di eggregora benevola e positiva cresciuta nel tempo a cui si può attingere.

Io uso il Mantra di Vajrasattva, detto anche il Mantra delle Cento Sillabe, lo ripeto tre volte per l'apertura e altrettante per la chiusura, ma si può usare con la stessa efficacia la recitazione del Padre Nostro, l'unica preghiera insegnata dal Cristo all'umanità. Hai una preghiera o un'invocazione che ha valore e significato per te? Usala. Preferisci la preghiera di San Francesco, l'Ave Maria oppure una poesia? Vanno sicuramente bene, basta che abbiano un significato per te, che ti aiutino a focalizzare un'intenzione benevola e di protezione sullo spazio che in questo modo stai consacrando - rendendo sacro.

Recitare una preghiera o un mantra davanti agli altri ti fa sentire in imbarazzo? Bene, comincia ad affrontare questa difficoltà e fai il tuo dovere, fai questo sacrificio (fare sacro) per propiziare l'ambiente e la migliore energia per lo svolgimento di questo rito. Le cerimonie di tutte le tradizioni prevedono il posto e la ritualità giusti, tutte portano alla creazione di un campo energetico di protezione che ti aiuterà a limitare i problemi e favorire le soluzioni. È ancora meglio se la preghiera o il mantra sono conosciuti anche dai partecipanti, così che possano recitarla anche loro insieme a te.

Fai un atto magico! Se poi i problemi arriveranno lo stesso, quanto meno saprai che quello è il posto e la situazione migliori per affrontarli. Potrai sempre chiedere aiuto alla divinità, quella che hai riconosciuto e celebrato nel rituale di apertura con la sicurezza di aver fatto del tuo meglio per propiziarne la presenza, l'azione di cura e la protezione.

*Prima* di iniziare la cerimonia puoi estrarre una carta a caso dai Tarocchi, per avere indicazioni su ciò che vi aspetta in questa esperienza, una per tutti oppure una per ciascuno, va bene fare quello che si sente.

Nello stesso modo *prima del rituale di apertura* i partecipanti possono condividere le intenzioni che hanno per il viaggio, per aiutarsi a focalizzarle e mantenerle durante il viaggio; esplicitare le paure che si provano aiuta a ridurle o quanto meno a renderle note agli altri, così che se ce ne fosse bisogno si potrà contare su un aiuto più mirato durante l'esperienza.

## L'assunzione della sostanza

Dopo il rituale di apertura, quindi all'interno della protezione data dal rituale, si può assumere la sostanza. Qui non ci sono regole fisse, fai soltanto attenzione se ci fossero dosi diverse, è bene che ciascuno prenda la sua e non ci siano scambi inavvertiti. Mi piace molto come si svolgono le cerimonie con l'ayahuasca, dove i partecipanti disposti in cerchio si avvicinano a turno allo sciamano per bere, in senso orario; il momento dell'assunzione della sostanza è sempre molto intenso, usa questa emozione a beneficio della cerimonia, questi aspetti formali e rituali sono importanti per l'inconscio dei partecipanti, sono una risorsa in più a disposizione dell'esperienza.

## Le tre regole da rispettare

La cerimonia è un insieme di regole accettate e condivise dai partecipanti, il cui scopo è quello di mantenere sicuri il tempo e lo spazio dell'esperienza. Ci sono solo tre regole: una legata ai comportamenti e due alle attività. Sono semplici ma importanti, del resto regole complesse potrebbero essere facilmente dimenticate appena il tuo stato di coscienza cambia.

Uno dei compiti del facilitatore è quello di sorvegliare che tutto proceda nel rispetto delle regole cerimoniali, ma anche i partecipanti devono essere coinvolti, l'assunzione di responsabilità individuali fa parte del percorso evolutivo nella vita così come, per analogia, nel contesto cerimoniale.

***Regola di comportamento:*** durante tutta la cerimonia si manterrà un atteggiamento adeguato, ovvero un contegno dignitoso, rispettoso di sé e degli altri partecipanti. Parlare di dignità potrebbe sembrare antiquato, ma in questo contesto significa semplicemente "fare ed essere in modo da non causare vergogna e imbarazzo in sé stessi e negli altri". Un esempio pratico: durante un'esperienza un partecipante ha cominciato a dire stupidaggini e a ridere delle sue stesse fesserie, lasciandosi andare a una serie di frasi e risate scomposte. Vedremo meglio più avanti, ma questi comportamenti vanno risolti ancora prima che si verifichino, non tanto perché magari sono fastidiosi, ma perché indicano la presenza di entità del basso astrale, quindi l'evidenza che ci sono problemi di protezione del campo energetico della cerimonia. Esiste la soluzione, la vediamo più avanti nel paragrafo dedicato ai problemi.

***Regole di attività:*** queste riguardano il fare e il non fare, sono due.

*La prima* richiede che i partecipanti si muovano all'interno degli spazi della cerimonia identificati e descritti prima dell'inizio. Si vuole uscire dalla sala per fumare una sigaretta oppure andare nell'eventuale giardino per restare a contatto con la natura? Va bene, basta che sia stato concordato prima, il facilitatore avrà incluso anche questi spazi nel rituale di purificazione. Ti ricordo che i rituali agiscono contemporaneamente su tanti piani, il loro effetto è reale se li pratichi con un'intenzione di qualità.

*La seconda regola* è questa: ognuno attraversa le sue esperienze e nessuno può sapere cosa stia effettivamente succedendo nella testa del vicino. Evita di presupporre come stia l'altro, non puoi saperlo fino a quando glielo chiedi, cosa da fare solo se necessario per qualche buon motivo. Nella prima fase infatti è meglio evitare le interazioni con gli altri, lascia che ciascuno faccia il suo viaggio interiore. La parte visionaria del viaggio è quando lasci emergere liberamente quello che ti porta l'esperienza. Può essere spettacolare, intenso, molto significativo, vale la pena dargli spazio senza essere disturbati dall'esterno, quindi resta con te stesso e non interagire con gli altri a meno che non ce ne sia bisogno.

*Riassumo:* mantieni un atteggiamento adeguato per tutta la durata della cerimonia. Resta all'interno degli spazi cerimoniali protetti. Non interagire o disturbare gli altri partecipanti durante la prima fase più intensa, che può durare circa due o tre ore, ma anche dopo questa fase continua a fare attenzione.

Se invece hai bisogno di supporto puoi chiederlo in qualsiasi momento, sapere di poter sempre contare sugli altri è già un grande aiuto.

Come vedi il facilitatore da un punto di vista pratico apparentemente fa poco, il suo vero "lavoro" è quello di essere al servizio degli altri, mettere le esigenze dei partecipanti prima delle proprie. Dare è ricevere, questa pratica di facilitare ed essere al servizio degli altri è molto potente.

## Cosa si fa durante la Cerimonia?

Niente di particolare, semplicemente si sta con quello che c'è, in ogni momento e con lo stato di coscienza indotto dal fungo. Semplicemente stai con gli altri intorno a questo altare, con periodi di musica e di silenzio. Questo non significa che non puoi muoverti ma il tuo riferimento è il cerchio e lo spazio protetto, puoi andare in bagno ovviamente ma poi si ritorna con gli altri.

Mancando lo sciamano che scandisce i ritmi dell'esperienza, qui ci sarà solo il facilitatore che ha principalmente la responsabilità di gestire la presenza o l'assenza della musica. Potrei dirti della mia esperienza, ma abbi fiducia che lo Spirito del Fungo saprà farti capire cosa e come fare. Se sei animato dal desiderio di essere di servizio agli altri sicuramente farai le cose giuste.

Essere al servizio dei tuoi compagni di cerimonia significa essere disponibile a fare ciò che serve. Per esempio accompagnare qualcuno in bagno, oppure portare luce con la tua attenzione e con la tua presenza silenziosa in momenti di crisi di un compagno. Ho visto un partecipante in difficoltà aiutato da un breve trattamento shiatsu fatto da un compagno che conosceva questa tecnica, in questo stato di connessione è abbastanza facile capire cosa serve fare, se si hanno dubbi basta chiedere. Tutti i partecipanti sono a disposizione di chi ha bisogno di aiuto, a seconda delle necessità.

Una mezz'ora dopo aver assunto il fungo inizierai con la musica, ma se vuoi puoi scegliere di riprodurla fin da prima dell'assunzione della sostanza, come preferisci. Fai andare la tua playlist in modalità di riproduzione casuale, e se a un certo punto sentirai che è meglio fermarla, metti in pausa e lascia spazio anche al silenzio, poi osserva/senti cosa succede.

Dopo un po' di tempo sentirai quando la musica potrà riprendere, magari passando alla seconda playlist più "sociale", e sentirai anche che sarete passati a una fase diversa della cerimonia, da quella introspettiva a quella in cui ti apri al contatto con l'esterno e con gli altri. Questo potrebbe avvenire circa 2-3 ore dopo l'inizio, ma ricorda che la percezione del tempo è alterata, un timer o un orologio, se vuoi, ti potrebbero essere utili. Da qui in poi è più facile che i partecipanti si sentano di parlare tra loro, va bene, il facilitatore può sostenere lo scambio o attenuarlo facendo suonare la musica o mettendola in pausa. Queste decisioni sono nelle mani del facilitatore, non è sempre facile capire cosa è meglio per i partecipanti, ma l'esperienza e la sensibilità che si acquisisce nel tempo ti aiuteranno a fare la cosa giusta.

## Problemi durante la cerimonia

Durante la cerimonia non dovrebbero esserci problemi se hai rispettato tutti i criteri descritti in questo libro. Sono state tassativamente escluse le persone con problemi fisici e psicologici, come descritto nell'introduzione. Nessuno ha assunto funghi senza conoscere bene la sua sensibilità, nel caso potrà partecipare prendendo una dose molto piccola, come descritto nel capitolo 3. Nessuno partecipa se non comprende e condivide le regole essenziali che trovi nei paragrafi precedenti. Con queste premesse quali problemi potrebbero mai esserci? Eppure i problemi accadono comunque, quasi mai se ti attieni alle indicazioni, spesso se non le rispetti, io ne sono testimone.

Nel mio percorso di sperimentazioni ho fatto molti errori, soprattutto di partecipare a cerimonie con persone senza esperienza, di cui era stata sottovalutata o sopravvalutata la sensibilità; molti avevano avuto esperienze con l'ayahuasca - percorso che ho fatto a lungo anche io, per questo ho tanti amici che provengono da quel mondo - quindi si è presunto che la loro sensibilità fosse adeguata per assumere dosi medie o anche superiori. Il fungo ha tanto in comune con l'ayahuasca, ma ho riscontrato che le differenze sono molte più delle somiglianze.

Avere esperienza con altre sostanze non è indicativo di nulla, forse solo l'LSD può essere un riferimento utile, se reggi bene l'LSD allora è molto probabile che reggerai bene anche il fungo ma non ne ho la certezza, che d'altronde non puoi avere neanche con le prime esperienze con il fungo, infatti servono almeno tre o più viaggi per capire come risponde il tuo corpo e soprattutto la tua mente.

I problemi che ho vissuto io sono la conseguenza della violazione delle regole che ho descritto poco sopra, all'epoca non le avevo ancora comprese e quindi mi sono trovato coinvolto ad affrontare problemi che tu non dovresti avere, ma le eccezioni confermano sempre le regole quindi vorrei descriverti i problemi più comuni che si potrebbero presentare.

Il bad trip o il viaggio impegnativo può capitare a tutti anche dopo aver fatto tante esperienze, ma se leggi il capitolo dedicato a questo argomento dovresti poter gestire tutte le situazioni che si dovessero eventualmente presentare. Nella maggior parte dei casi è sufficiente rassicurare e tranquillizzare, mantieni la calma e la centratura e sarai contagioso, altrimenti applica le istruzioni che ho scritto nel capitolo 5.

Qui è difficile descrivere e affrontare tutte le difficoltà che si potrebbero presentare, a volte le persone dimenticano di essere sotto l'effetto psicoattivo e credono che il loro comportamento in quel momento sia assolutamente normale. In questi casi bisogna solo gestire la situazione in modo che non ci siano comportamenti pericolosi o inappropriati, se è il caso occorre fermare fisicamente la persona per impedirle di farsi male. Per questo motivo è opportuno che in una cerimonia ci siano più persone con esperienza, in questi casi è meglio essere almeno in due proprio per gestire queste situazioni.

Una volta un partecipante si è denudato e voleva scavalcare la recinzione del giardino e correre nudo verso il sole! L'ho fermato e gli ho detto di sdraiarsi sul terreno - sempre nudo - sotto una magnifica quercia, ero tranquillo e autorevole e forse per questo mi ha ubbidito senza problemi; sono certo che il contatto diretto con la terra gli abbia fatto molto bene. Se hai messo in pratica correttamente i criteri di selezione delle persone non dovresti avere particolari problemi, in quel caso infatti non erano stati applicati.

Se hai la sensazione che ci sia qualcosa di strano nell'ambiente è utile accendere incenso e/o Palo Santo, è una buona idea accendere della Salvia Bianca e fare un giro nel locale per diffonderne il fumo e purificare. Potrebbe sembrare una soluzione un po' New Age ma non importa, funziona e quindi usala.

Cosa fare se un partecipante dovesse sentirsi male fisicamente? Escludiamo che la sostanza possa causare problemi fisici a una persona normalmente sana, quindi rassicurati almeno sotto questo aspetto.

Un malessere può capitare in qualsiasi momento della vita, se incidentalmente questo avviene durante una cerimonia bisogna affrontarlo per quello che è: se è prolungato e/o grave bisogna chiamare un medico oppure un'ambulanza. In questo malaugurato caso la persona più lucida dovrebbe aspettare il personale sanitario insieme al partecipante, mentre gli altri dovrebbero andare altrove perché la situazione è meglio gestibile da uno solo che da più persone in stato di coscienza alterata tutte insieme.

Questo è il problema peggiore che potrebbe capitare, anche se la sostanza è completamente sicura di fatto è illegale. Il vero rischio quando arriva il personale medico - a parte il rischio del problema di salute di chi sta male in quel momento - è che ci possano essere conseguenze legali per l'attività in sé. Qui non ho consigli da dare se non quello di fare esperienze in Olanda, in Repubblica Ceca, in Spagna o in Portogallo come ho fatto in diverse occasioni, visto che la legge di quelle nazioni non ti può perseguire.

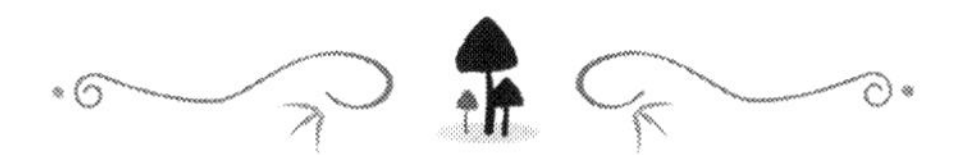

La quasi totalità dei problemi delle persone - nelle cerimonie e nella vita - riguarda i rapporti problematici o non risolti con la mamma e il papà. Prima di fare esperienze serie coi funghi si dovrebbe fare del lavoro psicologico con un terapeuta abilitato, possibilmente anche incontri di Costellazioni Familiari. La regolare pratica della meditazione è sempre di aiuto.

Le cerimonie con l'ayahuasca possono cominciare a questo punto del percorso, la Pianta è molto efficace per lavorare sui nostri sistemi di valori e sui traumi, ma è indispensabile la guida di un bravo sciamano che sostiene la guarigione psicofisica. Quando stai cominciando a camminare da solo puoi iniziare ad affrontare le potenti e profonde esperienze con i funghi, ma ricorda che con loro devi essere lo sciamano di te stesso.

A un certo punto, nella morbida planata discendente che ci porta verso la chiusura della cerimonia, se qualcuno dei partecipanti vuole suonare uno strumento oppure cantare o esibirsi in una performance artistica di qualche tipo, sicuramente sarà il benvenuto, ho vissuto tanti momenti magici in questa fase e te li auguro.

## Quando chiudere la Cerimonia?

Io normalmente la chiudo anche se l'effetto del fungo è ancora presente, ma devi sentire tu quando è il momento adatto. Non la chiudo quando gli effetti sono finiti perché vengono meno le qualità di presenza e di intensità che hanno caratterizzato tutta l'esperienza, che invece ritengo utili in un momento significativo come la chiusura. Quando vedi concludersi i processi che le persone attraversano durante l'esperienza, da quel momento puoi fare il rituale per chiudere la cerimonia.

Se vedi ancora processi interiori in corso attendi oppure chiedi come sta andando, se tutti stanno più o meno bene allora puoi invitare i partecipanti ad assumere una posizione eretta, seduti sul cuscino e cominciare con la preghiera o il mantra di chiusura. Essere in grado di recitare qualcosa è un segno che la cerimonia può essere chiusa, se non fossi ancora in grado di farlo sarà necessario aspettare ancora un po'.

Finito il rituale di chiusura ci si può rilassare, volendo si può mangiare qualche cosa di dolce e/o salato e bere qualche bibita per favorire il ritorno nella realtà materiale. Questo solo dopo la chiusura, prima solo acqua e frutta secca e fresca.

Normalmente si cambia musica, si può mettere qualcosa di più normale, ricorda comunque che l'esperienza non è completamente finita, molti potrebbero essere ancora più di là che di qua.

Questo è normalmente il momento per cominciare a fare qualche condivisione, in cui ciascuno può raccontare la sua esperienza e impressioni, sempre che qualcuno ne abbia desiderio. Questa fase di integrazione è preziosa, è il momento in cui si riesce meglio a estrarre le comprensioni avute durante l'esperienza; ascoltare gli altri può essere di grande aiuto per realizzare il senso delle proprie esperienze. Essere ancora in uno stato di coscienza alterata può rendere più semplice elaborare visioni o processi che sono ancora molto presenti, ma che sono destinati ad attenuarsi o sparire man mano che l'effetto svanisce, un po' come il sogno dopo il risveglio. Ricorda di avere a disposizione carta e penna.

Quando tutti saranno in condizioni di intendere e volere si potrà sistemare tutto e rientrare a casa e nella realtà di tutti i giorni, sempre che non sia possibile dormire nella stessa sala e riprendere i mezzi di trasporto dopo una notte di riposo.

## Cerimonia all'aperto

Farla all'aperto quando fa freddo è praticamente impossibile. Sotto l'effetto della sostanza i tuoi movimenti fisici potrebbero diventare fluidi come quelli di un maestro Thai Chi oppure un po' difficoltosi, ma essendo la seconda ipotesi molto più probabile, stare fermo al freddo sotto fungo è sconsigliato perché quando li assumi di solito tendi già ad avere freddo.

Resta quindi solo la bella stagione, la presenza del sole e dell'ombra sono molto apprezzabili per una cerimonia all'aperto. Tranquillità, natura, magari sotto o vicino a un albero in una bella posizione. Anche qui non accontentarti, cerca un bel posto. Quando lo trovi te ne accorgi perché ti piace, deve essere così perché sia adatto, se rispetta le esigenze di tranquillità e riservatezza e ti piace, allora sarà perfetto.

Trova dove mettere l'altare e preparalo. Candela accesa se è possibile, gli incensi direi di sì, sempre attenzione al fuoco, valuta bene quando sei ancora lucido.

Delimita lo spazio dove tu e gli altri vi potete muovere, normalmente è a vista del cerchio ma va definito, così come va definito un posto che serva da toilette in caso di bisogno, prevedendo il recupero della carta eventualmente utilizzata per non lasciare sporco quando si va via. Verifica che tutto sia chiaro ai partecipanti prima di cominciare.

Per la musica valgono le stesse regole, ma all'aperto hai più possibilità di stare in silenzio dall'inizio alla fine. Per un problema tecnico una volta è successo che siamo rimasti senza musica; all'inizio ci siamo dispiaciuti ma invece è stata una cerimonia memorabile, i suoni della natura sono stati migliori di qualsiasi musica. Da quella volta abbiamo lasciato più spazio al silenzio nella natura, ricavandone ancora più meraviglia e insegnamenti.

## All'aperto di notte

Questa è sicuramente una grande sfida, decisamente non facile. Tutto è amplificato, chi non conosce l'effetto della notte che ingigantisce pensieri e preoccupazioni? Non è un lavoro da affrontare con leggerezza, soprattutto se non hai molta esperienza. Ci sono alcuni aspetti razionali che vanno affrontati ma anche molti aspetti sottili, meno facili da spiegare ma altrettanto importanti.

Il posto ideale sarebbe un giardino che garantisca la privacy, quindi chiuso e privato. Questa scelta risolve subito una serie di problemi che invece ci possono essere in un luogo accessibile a chiunque, animali compresi. Trovarsi un cinghiale nei paraggi mentre sei nel pieno del tuo viaggio non è detto che sia pericoloso di per sé, ma tu potresti trovarti in uno stato d'animo molto difficile.

Quello che risolverebbe tutto è la presenza di un fuoco per il senso di protezione che ne ricavi, ma anche per la presenza di un elemento che ha tante qualità sottili, davvero preziose in quello stato di coscienza non ordinario, diventa un alleato da cui puoi attingere forza, insegnamenti e protezione.

E se il fuoco non si può accendere? In tanti posti all'aperto è vietato, magari non sarebbe davvero pericoloso accenderlo, ma il divieto potrebbe attirare le forze dell'ordine e in quel caso forse sarebbe meglio essere visitati da un cinghiale!

Se tu hai esperienza di trekking e campeggio libero probabilmente troverai inutili le mie raccomandazioni, ma pensa a chi non ha questo tipo di esperienza, quante cose deve prevedere per non trovarsi in condizioni difficili. Per esempio la presenza di insetti, molto facile durante l'estate, l'unica stagione per poter fare questo tipo di esperienza all'aperto, oppure l'umidità notturna, che sia un prato o anche una spiaggia, ce n'è in abbondanza per creare situazioni disagevoli se non si è adeguatamente attrezzati.

Come già detto in un paragrafo precedente, devi attrezzarti bene per garantirti la comodità, che è un elemento importante per non trasformare l'esperienza in un incubo. Devi sempre considerare lo stato di coscienza in cui ti troverai, che non è quello ordinario, le tue sensazioni potranno essere molto amplificate e distorte, così come saranno ingigantiti i disagi in cui potresti trovarti. Quello che adesso trovi lieve e accettabile durante il viaggio potrebbe diventare insopportabile, ricordalo.

Una volta risolte le questioni pratiche, quindi l'attrezzatura e l'auspicabile presenza del fuoco, restano quelle legate all'aspetto sottile. La notte ha qualità diverse dal giorno, cosa ovvia a chiunque, ma la cui importanza è molto più evidente se hai assunto dei funghi. Tutto cambia, tutto è amplificato, anche le entità notturne sono diverse da quelle del giorno, personalmente le trovo più inquietanti, più insidiose per gli effetti che hanno sulla psiche.

Per fare una cerimonia notturna all'aperto devi essere ancora più centrato e fiducioso, perché qualsiasi paura troverebbe subito sostegno e crescerebbe molto più di quanto possa succedere alla luce del sole.

Un'esperienza notturna all'aperto sembra più un rito di iniziazione che una cerimonia, ma ricorda che tradizionalmente il rito è assegnato da altri e non da sé stessi, quindi valuta con attenzione quello a cui ti stai sottoponendo, sottovalutare e sopravvalutare sono rischi sempre in agguato.

Consiglierei una cerimonia notturna all'aperto? La risposta è ovvia: sì, ma dipende dal set & setting, oltre che da te, a che punto sei nel tuo percorso di vita, esperienze fatte, fiducia completa nel fungo, padronanza di te stesso anche con l'assunzione di una dose da cerimonia. Se ti senti poco sicuro anche su una sola di queste voci è meglio aspettare, di notte puoi sempre farla al chiuso intanto che si presenti l'occasione giusta, a volte serve solo pazienza.

## L'integrazione

L'integrazione è quel ponte che collega l'esperienza durante la cerimonia con quella fuori dalla cerimonia, nella vita di tutti i giorni. L'integrazione può essere aiutata nella fase di condivisione con gli altri partecipanti ma viene concretizzata con la scrittura, perché scrivere è un atto di potere, è uno dei modi per manifestare quello che altrimenti sarebbe solo nei pensieri, quindi ancora astratto.

L'ideale sarebbe riuscire a scrivere mentre stai ritornando nello stato di coscienza ordinario, il tempo di una notte di sonno e già ci saranno meno elementi disponibili, svaniti chissà dove. Il tempo dell'integrazione è importante e dovresti considerarlo all'interno della cerimonia, ti permette di raccogliere i frutti dell'esperienza appena fatta e poterli utilizzare, altrimenti andrebbero persi. Ricorda di avere carta e penna per scrivere, se poi conosci le utilissime Mappe Mentali ti suggerisco di avere anche le matite colorate, in quello stato di connessione interna ed esterna puoi accedere a molte ispirazioni preziose.

## Che dose per la Cerimonia?

Per condurre una cerimonia come facilitatore devi avere esperienza e conoscere bene la tua sensibilità alla sostanza. Sai come reagisci se ne prendi tanta? Cos'è tanta per te?

La cerimonia va affrontata con una "committed dose", una dose che ti ispira un po' di timore. Non esagerare se non sai ancora come funziona il cerchio fraterno, in modo da poter agire se serve. La mia committed dose è molto alta ma pongo sempre un limite ragionevole alla quantità, quindi più basso della dose che mi ispira rispetto perché devo poter essere presente per chi dovesse avere bisogno.

In ogni caso se reggi molto bene e hai adeguata esperienza - questo vale per chiunque partecipi con queste caratteristiche - non andare oltre 5 grammi, è comunque una dose impegnativa, sei al limite per interagire con gli altri se serve aiuto.

Gli altri che si sentono quasi al limite per esempio con 3 grammi, magari in una cerimonia possono aumentare di mezzo grammo e confrontarsi con un'intensità diversa, sempre restando entro i margini di sicurezza per quella persona.

Se si decide di accogliere qualcuno che non ha mai fatto esperienze coi funghi - la cerimonia è forse il miglior modo per fare la prima esperienza - ricorda sempre che non si può saltare la parte di verifica della sensibilità, altrimenti durante la cerimonia c'è un alto rischio di avere problemi, come quelli descritti in un paragrafo precedente.

## Quante persone per una Cerimonia?

Ho fatto esperienze anche con 20 persone, con dosi piuttosto basse perché - ahimè - non ci si conosceva bene, ma così non la consiglio. Quelle che preferisco sono con massimo 8 persone, meglio 6 o anche meno. Perché? Mia preferenza per esperienze ripetute, confermata anche da altri praticanti.

Il numero minimo è uno, quindi da solo, ma queste esperienze "estreme" sono riservate a chi è solido e collaudato, ne parlo nell'approfondimento sulla Dose Eroica.

## Quando fare una Cerimonia?

Requisito fondamentale è poter staccare completamente una decina di ore senza avere preoccupazione di appuntamenti o impegni a ridosso dell'evento, altrimenti potrebbero essere più difficili del solito. Prendi del tempo per te stesso, questo è già guaritivo di per sé, se non riesci neppure a fare questo lascia perdere per ora e aspetta un momento migliore.

Oltre a motivi strettamente pratici ci sono altri elementi che dovrebbero essere presi in considerazione per decidere la data.

Così come le festività tradizionali e religiose accadono in momenti ben precisi e non a caso, anche tu puoi scegliere momenti che abbiano una qualità speciale, in modo da avere energie speciali a disposizione mentre sei in un'esperienza interiore profonda.

Ecco alcune date interessanti:

- Luna nuova
- Luna piena
- Solstizio d'Estate e di Inverno
- Equinozio di Primavera e d'Autunno
- Epifania
- Candelora
- Pasqua

- Calendimaggio – Beltane
- Wesak
- Pentecoste
- San Giovanni
- Tutti i Santi – Samhain
- Natale

Puoi trovare altre date significative nella tua storia personale, per celebrare o sacrificare qualcosa durante una cerimonia dedicata a un tema importante per te e per tutti. Se esprimi un'intenzione precisa per fare una cerimonia puoi ricavarne illuminazioni e comprensioni sorprendenti.

## Guida Rapida alla Cerimonia

Riassumo per tua comodità i tanti punti trattati in questa parte.

La cerimonia inizia con la sua preparazione, quindi la rigorosa selezione dei partecipanti, la scelta di un posto sicuro e confortevole e della data. Il rispetto del set & setting specifico per la cerimonia è la migliore garanzia di un incontro senza problemi, che altrimenti potrebbero essere anche seri e numerosi.

La cerimonia è uno spazio sacro delimitato nel tempo e nello spazio, serve un rituale di apertura e di chiusura, servono erbe e incensi per la purificazione e la protezione del posto.

Ingredienti necessari sono l'altare allestito e la colonna sonora appositamente selezionata, solo all'aperto in mezzo alla natura si potrebbe fare a meno della musica.

I partecipanti rispettano tre semplici regole: atteggiamento e comportamento adeguato, si resta nello spazio della cerimonia e nella fase più intensa non si interagisce con gli altri - salvo necessità.

Il facilitatore è al servizio di tutti, così come ciascuno è al servizio degli altri partecipanti.

Si assume una dose che ispira rispetto, ma chi ha esperienza e confidenza con la sostanza non deve eccedere il limite oltre al quale potrebbe avere difficoltà di interazione con gli altri, indicativamente mai oltre i 5 grammi di funghi secchi. Non è mai una gara a chi ne prende di più.

Come ultimo punto, che riassume e concentra tutti i precedenti, considera la possibilità di fare la tua prima esperienza, sia con la sostanza che con un approccio cerimoniale, in Olanda da *Synthesis Retreat*; cominciare bene è il primo passo nella giusta direzione.

## Addendum

Scrivere un libro è relativamente semplice se sai cosa vuoi dire, la parte più difficile è il lavoro di editing, cioè revisione critica e correzione. Nel mio caso è stato così, probabilmente la maggior parte del testo è stata scritta in questa fase, molto con l'aiuto del fungo, e non durante la prima stesura.

Qualche giorno fa ero sicuro che il testo fosse finalmente pronto e definito, quando un amico mi ha segnalato che nel giro di qualche giorno ci sarebbe stata una cerimonia con i funghi condotta da uno sciamano sudamericano: ma come, ma esiste davvero una tradizione che è sopravvissuta fino a oggi? Non ho potuto resistere e ci sono andato, ammetto che ero un po' preoccupato al pensiero che forse avrei dovuto ancora riscrivere una parte consistente del testo, ma in fondo lo avevo già fatto più volte, quindi vada come vada in ogni caso sarà stato un successo.

Ho scritto di quanto siano importanti le dosi, così come di quali siano gli elementi che definiscono una cerimonia: avrei dovuto riscrivere tutto? Non avrei potuto immaginare che uno sciamano si sarebbe messo a pesare i funghi per ciascun partecipante, quindi come avrebbe fatto? E di tutti gli altri elementi che nella mia esperienza sono così importanti? Il giorno della cerimonia era finalmente arrivato, la mia agitazione era alta più del solito e aumentava man mano che l'orario di inizio si avvicinava. La luna piena sicuramente contribuiva a sostenere questa emozione crescente.

Prima dell'inizio sono riuscito a parlare con lo sciamano con l'aiuto di un traduttore, volevo sapere della sua tradizione e se c'era un lignaggio di cui faceva parte. Lignaggio è una parola la cui etimologia deriva dal latino "linea", indica infatti una linea ininterrotta che arriva dal passato a proposito di cultura, tradizioni, o anche discendenza genealogica e di sangue; nel caso dello sciamano volevo sapere se la tradizione cerimoniale con i funghi che lui portava aveva un lignaggio.

La risposta è stata poco precisa - rispetto all'aspettativa di chiarezza che volevo io - ma sostanzialmente lui proveniva dalla tradizione con l'ayahuasca anche se affermava di conoscere e usare i funghi da tempo; inoltre faceva parte di un gruppo di persone che stava cercando di recuperare le tradizioni nascoste sull'uso dei funghi da parte degli anziani delle piccole comunità ancora presenti nella sua zona in Colombia. Quindi un lignaggio un po' sfilacciato, non c'era stata una trasmissione diretta e ininterrotta da maestro ad allievo, insegnamenti che si passano da una generazione all'altra come avviene in tante tradizioni spirituali e religiose, come per esempio nella tradizione buddista tibetana. Però era meglio di niente, almeno aveva esperienza nella conduzione di cerimonie con "los honguitos".

È stata una cerimonia come quelle con l'ayahuasca senza che però nessuno vomitasse, accompagnata da un corollario di medicine e sostanze in uso nella tradizione sudamericana. Sono stati somministrati il rapé e altre sostanze che sinceramente non ho ben capito, come un preparato a base di tabacco e sali ricavati da alcune piante da far sciogliere sotto la lingua o sulle gengive, una polvere fine come talco probabilmente a base di peyote (o di foglie di Coca?) da far rigirare in bocca, poi un sorso di una bevanda gradevole di origine ignota, queste sono quelle che ricordo. Qualche partecipante ha avuto dei momenti difficili, ma lo sciamano è intervenuto come in altre esperienze tradizionali, per esempio con fumo di tabacco (il *mapacho*) e spruzzi di un liquido con la bocca (tipo *Agua de Florida*), riuscendo sempre a riportare la situazione alla normalità relativa che ci può essere in un'esperienza comunque intensa.

Non ho capito quanto fungo ho assunto, era sbriciolato e mescolato ad altri ingredienti, principalmente miele; lo sciamano lo distribuiva con un cucchiaio ai partecipanti, più e più volte nel corso della nottata. Nella mia percezione, per gli effetti che ho sperimentato, credo di avere preso tra i 3 e i 4 grammi, non di più, sufficienti per un viaggio di intensità media rispetto ai miei standard; nonostante ciò è stata una cerimonia intensa, molto simile a quelle con la pianta.

La più grande differenza rispetto alle indicazioni di cui ho scritto nei miei paragrafi sulla cerimonia è stata l'assenza di un rituale di apertura e chiusura, e mi sono mancati molto, soprattutto la chiusura. A un certo punto qualcuno è andato nella stanza accanto, qualcuno ha cominciato a dormire, non sapevo bene come fare, non capivo se avevamo finito oppure no, fino al momento in cui mi sono infilato nel sacco a pelo e ho deciso di dormire - con molte difficoltà, vuoi perché non è facile dormire se hai ancora l'effetto in corso, ma anche perché qualcuno russava.

La conferma più importante riguarda la presenza dell'altare messo al centro del locale - bellissimo, fatto di tanti fiori - secondo lo sciamano è l'elemento più importante, a cui ha dedicato molto tempo per la preparazione durante la giornata prima della cerimonia. Il suo compito di sciamano, mi diceva, era di mantenere il collegamento tra funghi, altare e partecipanti, cosa che lui riteneva della massima importanza per la sicurezza dell'esperienza, per la protezione dello spazio cerimoniale dagli spiriti con l'aiuto di entità benevole.

Lo sciamano ha cantato icaros, aiutato da alcuni degli organizzatori che lo hanno accompagnato con canti e il suono di diversi strumenti tradizionali e non, come sonagli, ventagli, percussioni e soprattutto la chitarra. Ho avuto la fortuna che il partecipante che cantava e suonava la chitarra fosse tra i più straordinari musicisti che mi è mai capitato di sentire! Quindi la presenza della musica si è confermata come fondamentale all'interno di esperienze di gruppo, l'ho molto apprezzata anche perché ho potuto essere un partecipante senza nessuna preoccupazione di dover assistere gli altri, quindi libero di immergermi nel mio faticoso processo interiore, con la musica che mi ha aiutato a non affondare nelle mie sofferenze. Se nel gruppo cerimoniale ci sono uno o più partecipanti che sanno suonare e cantare è assolutamente benvenuta la loro presenza e disponibilità a farlo per il gruppo; forse solo nella prima fase più intensa si può affidare l'accompagnamento dell'esperienza alla prima playlist, quella più introspettiva, mentre il proseguimento può essere anche un'alternanza di musiche registrate e performance dal vivo di chi avrà il desiderio di eseguirle.

In conclusione. Le cerimonie con lo sciamano sono probabilmente preferibili a quelle senza, perché la responsabilità è a carico di una persona che è in grado di assumersi questo ruolo, ma piuttosto che affidarmi a uno pseudo sciamano, incompetente o peggio, la cerimonia svolta così come l'ho descritta nei paragrafi precedenti è sicuramente meglio e adatta allo scopo di far lavorare i partecipanti in una direzione di guarigione ed evoluzione personale. Alla luce di questa esperienza non cambierei alcuna indicazione, le confermo come tracce utili per fare un lavoro sicuro e proficuo in assenza di uno sciamano davvero tale. Inoltre, una cerimonia senza sciamano aiuta i partecipanti ad assumersi la Responsabilità, conquista importante in assoluto, poter aiutare gli altri è un privilegio meraviglioso, un dono che aiuta a evolversi più di qualsiasi altra pratica.

Così come stanno spuntando sciamani ayahuascheri senza nessuna competenza che stanno facendo tanto business e gravi danni, sono certo che spunteranno come funghi altri autoproclamati sciamani, sedicenti esperti di cerimonie con il fungo sacro. Non è stato il mio caso, anche perché ho constatato l'integrità dello sciamano e di chi aveva organizzato l'esperienza, ma ammetto che quando sono andato per partecipare ero molto sospettoso e cauto, disposto a rinunciare e tornare a casa senza esitazione; ma quando ho visto l'altare di fiori fatto dallo sciamano con tanta cura e attenzione mi sono tranquillizzato, sciamano vero o no io mi sento fratello dei funghi, in fondo non sentivo motivo di temere qualcosa. Se non hai esperienza fai molta attenzione, nello stato di apertura indotto dai funghi puoi essere preda di entità molto negative, in qualche modo aiutate da persone senza scrupoli che agiscono per soldi anche a scapito degli altri, organizzando cerimonie che di sacro non hanno assolutamente nulla, i cui rituali sono solo spettacolo dannoso per i malcapitati.

"Le sole strade che vale la pena percorrere sono quelle che hanno un cuore", quando hai dubbi ricordati di questo, ti aiuterà sempre a capire cosa scegliere e cosa fare.

# 11. La Cerimonia Eroica e il Bardo della Morte

## Cos'è la Cerimonia Eroica

La Cerimonia Eroica combina le prescrizioni di Terence McKenna per la Dose Eroica con le regole di una Cerimonia in solitaria. I rituali di apertura e chiusura sono uguali alla cerimonia, tra i due rituali valgono le regole di McKenna ma con una differenza sulla quantità di fungo. La tua "committed dose" non è assegnata a 5 grammi, ma parte da qui e aumenta fino alla quantità che ti fa provare timore. Seguendo questa impostazione nel tempo ho assunto dosi progressivamente più alte, sperimentando ogni volta una paradossale combinazione di timore e fiducia. La fiducia nel fungo non è mai stata in discussione, il timore è quasi sempre derivato dalla paura del rischio di stare male, cosa che poi non è mai successa grazie al set & setting ineccepibile.

Dopo il rituale di chiusura puoi accendere le candele e mettere della musica per cominciare la fase di integrazione. Abbi con te carta e penna per scrivere e disegnare, è un atto importante. Usa le Mappe Mentali se le conosci.

## Cosa significa Bardo

Bardo è una parola tibetana che indica uno stato di coscienza che ha un inizio e una fine. Esiste il bardo del sogno in cui lo stato di coscienza cambia, così come il bardo della vita. Tra una vita e un'altra la nostra coscienza fa una serie di esperienze, e - secondo i buddisti tibetani - attraversa diversi bardo. Per semplicità li chiameremo tutti "bardo della morte", in realtà le diverse fasi hanno nomi specifici ma qui non approfondiremo queste distinzioni. Così come esiste un bardo del sogno e uno della meditazione, potremmo dire che esiste anche un bardo del viaggio psichedelico, che nella mia esperienza ha dei punti di contatto con quello che sperimentiamo dopo la morte fisica.

## La DMT e la morte

Un dato interessante ma non completamente comprovato scientificamente è che nel momento della morte la ghiandola pineale rilasci nel circolo sanguigno grandi quantità di DMT, sostanza naturale che è alla base della molecola di psilocina. Questa informazione per quanto non ancora certa avrebbe senso rispetto a quanto ti racconto più avanti. L'eventuale presenza di una maggiore quantità di DMT durante il decesso per me sarebbe un'ulteriore conferma del collegamento tra la cerimonia eroica e il bardo della morte. Non baso la mia riflessione su questo dato, che sarà confermato oppure no, semplicemente ritengo che sarebbe una conferma in più su quanto ho sperimentato di persona.

Due articoli in inglese su questo argomento:
**https://tinyurl.com/y55jbopx**
**https://tinyurl.com/y9cpnq48**

## La paura della morte

Parlare di morte non è visto molto bene nel nostro mondo cosiddetto civilizzato. Ricordo bene quella volta che ho dovuto fare il riconoscimento formale della defunta, madre e moglie di miei amici che non avevano il coraggio di vederla morta! Il problema non era con lei, con sorpresa ho scoperto che tutti loro avevano una paura smisurata nei confronti della morte al punto da non riuscire a fare il riconoscimento che la legge richiedeva, per questo avevano domandato a me di farlo.

Questo forse è un caso limite ma la paura della morte è molto diffusa. Come si fa a convivere con la paura della sola cosa certa che abbiamo in questa vita? Tutto quello che ha inizio avrà fine, è inevitabile. Come si fa a vivere ignorando che moriremo? Pochi cercano risposte all'inevitabile domanda che ciascuno prima o poi si farà: cosa succederà quando morirò? Tutti moriremo un giorno, ma non sapendo quando accadrà facciamo come se non dovesse mai succedere, salvo che improvvisamente qualcosa ci faccia prendere coscienza che riguarda anche noi. Una malattia, un forte spavento, la vecchiaia, la morte di un amico o di un congiunto.

Studiare la morte fa bene alla vita, le due sono indissolubilmente legate, comprendere la morte fa bene alla qualità della vita, dà un senso e una direzione, fa capire l'importanza di quell'essenziale di cui scriveva Antoine de Saint-Exupéry ne Il Piccolo Principe: *"Ecco il mio segreto. È molto semplice: non si vede bene che col cuore. L'essenziale è invisibile agli occhi"*.

## Il mondo dei vivi e dei morti

Avevo cinque anni quando mi sono chiesto per la prima volta "cosa succede quando muoio?". Da allora la mia ricerca è stata costante, fino a quando ho cominciato ad avere risposte, scoprendo che la morte è un mistero per i più ma non lo è affatto per chi sa. Non serve nascondere le informazioni, sono accessibili a chiunque, ma soltanto quando sei pronto trovi certe informazioni che da quel momento cominciano ad avere significato per te.

Ho letto tanti libri sull'argomento, ho partecipato a numerosi seminari esperienziali e ho fatto decine di cerimonie eroiche, tutto questo per dirti che oggi so cosa succede quando si muore. Non ho fretta di arrivarci ma non ho paura.

Quando fai un'esperienza cerimoniale intensa con i funghi entri in dimensioni che esistono realmente, non sono il frutto di allucinazioni, infatti in quei posti ci sono tornato riconoscendoli ogni volta e sperimentando situazioni davvero difficili da descrivere.

Quando muori sei sempre tu, ma la realtà intorno a te risponde a quello che pensi e provi in modo istantaneo, mentre su questo piano fisico esiste un ritardo dovuto alla maggiore inerzia della materia densa. Anche dopo la morte fisica si conferma che la realtà è uno specchio, ma la velocità di risposta del "riflesso" è molto maggiore e più evidente. Se sei arrabbiato e pieno di attaccamenti la tua realtà istantaneamente materializza quello che sei, e potrebbe non essere gradevole se hai questioni non risolte come attaccamenti e rimpianti, sentimenti di rabbia, paura e odio. Questi sono i passaggi descritti nel Bardo Thodol (il Libro Tibetano dei Morti) in cui si affrontano prove e mostri di cui bisogna riconoscere l'illusorietà, sono solo manifestazioni di quello che siamo e che abbiamo dentro.

Il fatto più sorprendente che avviene dopo la morte del corpo fisico è che molto spesso la persona non si accorge di essere morta! Alcuni lo realizzano subito, alcuni dopo un po' di tempo, altri invece possono passare un lungo periodo di tempo in uno stato come di incantamento, come certe manifestazioni di follia o di inconsapevolezza che possiamo vedere anche sulla Terra. I fattori che determinano questa condizione sono numerosi, il principale è legato allo stato di evoluzione della coscienza: quanto più è identificata nella personalità e nel corpo fisico, tanto più sarà difficile che si accorga di quello che è successo.

Una persona risvegliata, cioè che ha realizzato la presenza costante nel qui e ora e l'apertura del cuore - che approfondisco nel prossimo capitolo - passa nell'aldilà senza interruzioni del suo stato di coscienza, perfettamente consapevole di quello che sta succedendo, dall'altro lato chi ha vissuto nel completo addormentamento - la maggior parte dell'umanità - faticherà ad accorgersi della sua morte perché si creerà un mondo "astrale" illusorio assolutamente credibile, che lo rifletterà perfettamente. L'inferno, il purgatorio e il paradiso esistono, ma sono tutti passaggi legati a una sorta di "purificazione energetica" che avviene nei diversi bardo in cui transiteremo prima di ritornare nuovamente in un corpo fisico. L'inferno è eterno nella percezione soggettiva di chi deve "bruciare i suoi peccati", ma naturalmente anche quella fase finisce e prosegue con lo stesso percorso che tocca alla maggior parte di noi nel "Samsāra", la Ruota della Vita, il ciclo di vita, morte e rinascita destinato a concludersi solo alla realizzazione del Risveglio.

## La morte come stato di coscienza

La cerimonia eroica ti mette in una volontaria deprivazione sensoriale, sei nel buio assoluto e in silenzio, e ti obbliga a rivolgerti dentro te stesso, dove ti troverai quando sarai morto. Quello che avviene con l'assunzione di una committed dose con questo set & setting è una combinazione in grado di mettere da parte l'ego - quello con la "e" minuscola - e di far "esplodere" il contenuto della psiche, di farlo manifestare senza le restrizioni della personalità in cui siamo normalmente identificati.

Per me le cerimonie eroiche sono una preparazione alla morte, quella che avviene quando esali l'ultimo respiro. La cerimonia eroica ti mostra te stesso, ti fa fare l'esperienza di "essere" in un modo che difficilmente riusciresti a vivere in uno stato ordinario di coscienza. La morte è uno stato di coscienza non ordinario così come quello in cui ti trovi dopo aver ingerito una dose alta di funghi.

Tutto è Coscienza, la realtà che vivi è solo il risultato di un tuo stato di coscienza, il Fungo Sacro apre la tua coscienza in un modo letteralmente geniale e in questo modo ti porta dove più ti serve per guarire ed evolverti.

## Cosa vuol dire evoluzione?

A questo interrogativo rispondono gli antichi testi sacri di tante tradizioni religiose e mistiche ma io personalmente apprezzo e comprendo meglio la spiegazione data dalla Teosofia, forse perché esprime i concetti in modo più comprensibile per l'uomo di questa epoca, bisognoso di spiegazioni più razionali e in qualche modo più scientifiche.

Secondo questa dottrina filosofica l'Uomo è costituito da più corpi (e piani):

- Fisico
- Eterico
- Astrale
- mentale inferiore
- mentale superiore

Mi dispiace non poter approfondire anche questo aspetto, trovi i testi adatti nella bibliografia (consiglio tutti quelli di Arthur Powell), ma devi sapere che la maggior parte del mondo occidentale è consapevole, più o meno, solo dei primi quattro corpi.

Cosa sia il corpo fisico è evidente, mentre quello eterico è la matrice energetica di quello fisico, è quel corpo su cui lavorano molte discipline orientali: un esempio per tutte è l'agopuntura, che agisce proprio su questa fine rete energetica.

Il corpo astrale è il corpo del desiderio e delle emozioni, un corpo molto potente che vive in un mondo illusorio - illusorio come lo è anche la nostra realtà quotidiana.

Il corpo mentale inferiore è quello del pensiero concreto, quello superiore è la sede del pensiero astratto.

Il corpo causale, detto anche corpo di gloria, è la sede dell'autocoscienza, della nostra anima; coincide con il corpo mentale superiore.

Sopra questi corpi ci sono altri piani - buddhico, atmico, monadico e divino - di cui anche noi siamo fatti, ma che per noi sono così oltre che è come se fossero ancora incoscienti.

Dopo questa breve premessa ritorno al significato e allo scopo dell'evoluzione. L'uomo deve cominciare a rendersi conto dell'esistenza di questi corpi e impararare progressivamente a controllarli. È un lungo lavoro che si sviluppa nel corso di numerosissime incarnazioni ed entra nel vivo nel momento in cui si comincia ad avere padronanza di emozioni e pensieri.

Come fare? Questo è il senso e il fine di tanti percorsi, prima psicologici e poi spirituali. Come capire se il percorso è quello giusto per noi è spiegato nelle parole di Don Juan Matus, l'insegnante di Carlos Castaneda: «Per me c'è solo il viaggio su strade che hanno un cuore, qualsiasi strada abbia un cuore. Là io viaggio, e l'unica sfida che valga è attraversarla in tutta la sua lunghezza. Là io viaggio guardando, guardando, senza fiato».

## Conoscere sé stessi

I primi passi di questo percorso vanno verso il riconoscimento e la comprensione delle nostre emozioni, parallelamente si prosegue con la padronanza della mente e dei pensieri. Sto ancora semplificando, non posso fare altrimenti, ma sappi che nel tempo si arriverà a usare questi corpi sottili con maestria, le storie di alcuni santi e di altri personaggi straordinari sono l'evidenza di questa integrazione interiore.

Il fine ultimo è "fare la volontà di Dio", ma se sei ateo e non credi posso dirlo in un altro modo altrettanto vero ma laico: andare oltre la barriera dell'ego, oltre la personalità duale in cui siamo identificati, riconoscendo che siamo composti da corpo, emozioni, mente e molto di più. Oggi noi non abbiamo la padronanza di nessun corpo, molto spesso neppure la consapevolezza. Non sappiamo stare un'ora seduti senza disperdere energia facendo tanti inutili movimenti, non controlliamo le nostre emozioni e i nostri pensieri, questi ultimi fanno davvero quello che vogliono, la radiolina nella testa di cui ho scritto prima.

La cerimonia eroica ti butta dentro a tutto questo e ti aiuta a vedere quello che si frappone tra te e la tua evoluzione, quello che ti impedisce di fluire nella vita.

Se applichi le regole della cerimonia eroica e resti nello spazio e nel tempo cerimoniale, non ci saranno mai cerimonie belle o brutte. Ogni volta ci sono insegnamenti amorevoli, che genialmente ti toccano dove più ti serve in quel momento. La nostra personalità è quello che noi crediamo di essere, ma noi non siamo realmente quell'insieme di caratteristiche che è la personalità, per questo il Fungo spesso ci tocca proprio sugli elementi che tengono insieme questa immagine illusoria che noi chiamiamo "Io". Paure, dolori, fissazioni, emozioni, convinzioni, credenze, opinioni, punti di vista, certezze, sono tutti filtri che alterano la vera realtà e il nostro vero Sé, non puoi Vedere perché hai questi "veli oscuratori". Se a tutto ciò aggiungi la mancanza di presenza nel qui e ora, capisci com'è facile alimentare un'esperienza che definiresti impegnativa.

A queste sollecitazioni amorevoli - ma non sempre piacevoli - non puoi rispondere resistendo e irrigidendoti, devi fluire sennò soffri, lo stesso tipo di lezione che ci dona anche la vita quotidiana: se resisti, soffri. A cosa si resiste? All'Unità, noi ci sentiamo separati e questo ci fa soffrire perché nel profondo sappiamo che tutto è fatto di Dio, noi compresi, ma la nostra personalità non lo percepisce perché è oscurata dai suoi veli, che la separano dalla percezione diretta della realtà, quella che Platone descriveva nel mito della caverna.

## Esiste solo la Coscienza

Durante la cerimonia eroica potrai sentire a che livello si sta muovendo la tua coscienza. Sei nel regno del desiderio, quindi astrale? Sei nel mondo mentale inferiore, quello delle idee concrete, oppure nel mentale superiore, dove ci sono le idee astratte? O magari anche oltre, nel regno spirituale, molto oltre la consueta dimensione duale. Questa è una possibile chiave per comprendere il senso generale di quello che stai vivendo in ogni momento dell'esperienza.

Quando vivi emozioni pesanti, grette, brutte, sei nei piani bassi dell'astrale, un po' come nell'inferno dantesco, man mano che sali trovi emozioni più elevate, poi pensieri più elevati, poi potresti accedere a frequenze spirituali, via via ascendendo dentro te stesso. Ricorda che esiste solo la tua coscienza che crea la tua realtà.

Questo tipo di descrizione - cioè sposto la mia coscienza (la mia consapevolezza) nei miei diversi corpi e accedo a stati di coscienza normalmente inarrivabili - riesce a mettere in una struttura sensata quello che vivo durante una cerimonia eroica.

Tanto più la mia coscienza si espande a includere frequenze sempre più elevate e distanti da quelle usuali, tanto più avrò difficoltà a ricordarmelo quando ritorno al punto di partenza. Sono stato in posti di cui non sono in grado di raccontare nulla, ma sono sicuro che ci ero già stato perché ricordo che li ho riconosciuti, infatti mi sono detto "ma come ho fatto a dimenticare!" e ci sono tornato più volte.

Questo dimenticare succede tanto più quanto meno confidenza abbiamo con i nostri corpi più sottili. Se per esempio hai già sviluppato la capacità mentale del pensiero astratto, quando torni in uno stato ordinario sarà meno difficile riaccedere al significato e al ricordo di dove eri e chi eri al picco dell'esperienza.

L'evoluzione è integrare tutto quello di cui siamo costituiti, e la scuola in cui questo si impara e si fa è la nostra vita sul piano fisico.

Una grande realizzazione che a volte avviene durante i viaggi con il fungo è quella di sentire di esistere nonostante la dimensione fisica, esperienza che ci disidentifica dalla macchina biologica che crediamo di essere. Quando questo avviene cambia il nostro rapporto con la morte, se riusciamo a non liquidare tutta l'esperienza come un'allucinazione - e non lo è - allora usciremo dal viaggio ben diversi da come eravamo prima di iniziarlo. Potrebbe volerci molto tempo prima di integrare quello che abbiamo vissuto così intensamente, per questo il dopo cerimonia è così importante, riuscire a portare tali insegnamenti nella vita di tutti i giorni è una sfida che purtroppo riesce a pochi.

Molti sono convinti che il risveglio "chimico" possa sostituire il lavoro quotidiano di auto osservazione, pensano che se si assumono più sostanze psichedeliche ci si evolve prima e ci si risveglia più in fretta, una specie di scorciatoia! Negli anni '60 molti erano convinti di questa assurdità. I tempi sono cambiati, ora sta salendo la "Terza Onda" dell'uso di sostanze enteogene: dopo la prima onda degli uomini primitivi e delle civiltà antiche, seguita dalla seconda onda dei figli dei fiori, oggi sta crescendo la consapevolezza che queste sostanze sacre sono un aiuto per riconnetterci, dentro e fuori. Ma noi dobbiamo fare la nostra parte, l'integrazione post cerimonia può essere un lavoro impegnativo ma è l'unico che fa la differenza sul nostro percorso evolutivo.

La cerimonia eroica è un rituale sacro perché ti mette in contatto con l'essenziale, ma tu devi avere fiducia che tutto - anche quello che ti sembra doloroso e brutto - succede sempre per il tuo bene, perché Dio ti ama. Anche se sei ateo c'è una spiegazione sensata. Aldilà dell'identificazione con l'ego, quindi oltre la suddivisione duale di bene e male, giusto e sbagliato, bello e brutto, riesci a scoprire una dimensione di profondo amore, che per chi crede è l'essenza stessa di Dio. Se ti svegli lo capirai all'istante.

# 12. I funghi sono la pillola rossa del risveglio?

## Che cos'è il risveglio?

Da decenni leggo e sento parlare di "risveglio" ma sinceramente non avevo mai capito che cos'è; immaginavo vagamente che fosse uno stato "soprannaturale" raggiungibile solo dagli yogi e dai santi a prezzo di faticosi e interminabili esercizi, ma sapevo anche che a volte "incidentalmente" succede pure alle persone normali, come se avessero vinto una specie di lotteria divina. Mancandomi la comprensione anche solo intellettuale di che cosa fosse questo stato, non sapevo a cosa tendere, in cosa impegnarmi per muovermi nella direzione del risveglio, e ancora meno avevo idea di che cosa potesse essermi utile per lavorare correttamente su me stesso. Ma un giorno finalmente ho capito, ricordo bene il momento in cui è successo, da quel momento tutto è cambiato e ho immediatamente compreso cosa fare. Qui vorrei condividere la mia comprensione che è stata aiutata ed espansa dalle esperienze coi funghi: spero possa esserti utile.

Il Risveglio è quello di cui parlano le antiche tradizioni sapienziali, i mistici di tutte le religioni e correnti spirituali, il Buddha, la cui etimologia è "risvegliato", ma anche autori moderni che nei loro libri e nei "satsang" parlano di "qui e ora" come per esempio Eckhart Tolle e Mooji.

Un concetto analogo che appartiene alla tradizione occidentale è "presenza" o "ricordo di sé", di cui sono moderni alfieri Georges Ivanovič Gurdjieff e i nostri Salvatore Brizzi e Piergiorgio Caselli - che aggiungono a quello che insegnava Gurdjieff un altro raggiungimento interiore essenziale: "l'apertura del cuore".

## I due elementi essenziali del risveglio

Presenza e apertura del cuore sono i due elementi alla base del risveglio, punto di arrivo del percorso umano e nel contempo punto di partenza per la successiva evoluzione nel mondo spirituale, che è un regno superiore a quello umano. L'uomo in questo stato di risveglio non è più identificato con il suo corpo fisico bensì con la sua anima eterna e immortale, e usa la sua macchina biologica come veicolo per compiere la sua missione evolutiva sulla Terra.

È facile spiegare cosa sia la presenza, difficile è comprenderlo, nella bibliografia ho selezionato alcuni testi che consiglio senza riserve per conoscere questo tema, fondamentale e indispensabile per dare senso alla nostra vita su questo piano materiale. In questo breve testo non posso trattare a fondo quello che è sviluppato e chiarito in molti libri dedicati all'argomento, ma mi propongo di darti degli spunti di comprensione e soprattutto il desiderio di approfondirlo: comprendere cos'è il risveglio ti cambia istantaneamente la vita.

Le esperienze coi funghi possono farti vivere sia la presenza che l'apertura del cuore, ma solo sapere che cosa siano ti permetterà di riconoscerli e portare questa comprensione nella vita di tutti i giorni. Se invece non sai cosa siano li potresti vivere come una sensazione bellissima ma senza la possibilità di combinare la conoscenza con l'esperienza, cioè la comprensione - che è un livello superiore al solo capire intellettualmente.

## La presenza

Iniziamo dalla presenza. Essere presenti significa essere presenti a sé stessi, cioè sentire costantemente che ci sei. Questa capacità si sviluppa praticando "l'attenzione divisa", quella facoltà che si ha nel sapere di esserci e nell'essere contemporaneamente attenti a quello che succede, per esempio guidare la macchina oppure guardare un film. Vuol dire essere nel mondo ma non essere del mondo, come diceva il Cristo nei Vangeli. Significa non essere identificati e assorbiti da quello che succede a tal punto da non ricordarci più di noi stessi. La pratica della presenza è un lavoro di costante auto osservazione.

Ti faccio un esempio tratto dalla mia esperienza personale. Stavo litigando con mia moglie (ora ex), ero inferocito e con il cosiddetto "sangue alla testa", pulsazioni del cuore alte, tono della voce alto e poco conciliante, quando all'improvviso una parte di me si è accorta di quello che stava succedendo e ha cominciato a osservarlo. Era come se fossi diviso in due: il mio corpo (con emozioni e pensieri) litigava completamente coinvolto, contemporaneamente una parte di me si era distaccata e guardava senza giudizio questa situazione, percependo una grande energia che percorreva il corpo senza nessun controllo. Una parte era coinvolta e litigava, l'altra era distaccata e osservava pur sentendo il "fuoco" che l'attraversava, un perfetto esempio di attenzione divisa. In quel momento ero presente e stavo vivendo l'attenzione divisa ma non sapevo che cosa stessi sperimentando, l'ho riconosciuto e compreso soltanto anni dopo.

Il miglior modo per comprendere - non solo capire intellettualmente - cosa sia questa sensazione misteriosa è farne l'esperienza; può succedere casualmente in una situazione come la mia oppure ci sono alcuni esercizi ideati appositamente per farti rendere conto che per la quasi totalità del tempo sei completamente assorbito in pensieri di varia natura, cioè non sei mai presente nel qui e ora.

Questi pensieri che ti spostano dalla presenza, tutti, sono riconducibili sostanzialmente a due categorie:

- pensieri sul passato
- pensieri sul futuro

Preoccupazioni e ansie per il futuro e mediamente tutto il resto per il passato. Da questo si desume che manca la consapevolezza del tempo presente, l'unica cosa che esiste veramente, infatti il passato è andato e il futuro non esiste ancora. Per saperne di più leggi il libro "Risveglio" di Salvatore Brizzi e fai gli esercizi descritti, solo la pratica permette di comprendere.

Quindi se sono nel qui e ora sono sveglio e vivo, altrimenti sono immerso in un sogno a occhi aperti, letteralmente dormo, ed è per questo che uscire da questa condizione si dice risveglio. Don Juan Matus lo chiamava "fermare il mondo".

## L'apertura del cuore

L'apertura del cuore è strettamente collegata alla presenza, ma non è necessariamente compresente, mentre è vero il contrario: se sono nel cuore sono presente. Come si capisce di essere nel cuore? Fare un esempio è più semplice che una lunga spiegazione teorica: *ovunque io sia e qualsiasi cosa stia facendo in quel momento la sento perfetta e mi riempie di gioia.* Quando sperimenti l'apertura del cuore stai vivendo uno stato di grazia, la bellezza che stai vivendo riesci a vederla ovunque intorno a te, e non importa dove sei. Come faccia a succedere questa magia lo trovi descritto nei libri di Brizzi.

Capita a volte, il cuore si apre e la mente si acquieta, entra in presenza e cessa di mettere etichette a tutto, semplicemente percepisce senza filtri tutto quello che c'è, trovandolo perfetto così com'è, di una bellezza toccante. Può avvenire ovunque, magari in mezzo alla natura ma anche nel centro trafficato e inquinato di una grande città. Se hai sperimentato anche una sola volta questa percezione diretta della realtà sai cosa intendo.

## Il risveglio

Il risveglio è dunque l'insieme di queste due qualità, presenza e apertura del cuore.

Il risveglio non può avere cause in questo mondo duale perché è oltre la dualità. Posso propiziarlo esercitando la presenza con forza di volontà e disciplina amorevole, ma non lo otterrò come conseguenza di questo impegno. È un paradosso: volontà e disciplina aiutano ma non possono essere la causa del risveglio. Se ci pensi ha senso, quelli che hanno queste qualità, come per esempio gli sportivi, sarebbero favoriti nel risveglio se dipendesse soltanto da quanto si impegnano; ma se la mia tenacia e applicazione fossero inconsciamente motivate da desiderio di rivalsa e riscatto sociale, pensi che mi potrei risvegliare solo perché ho volontà e disciplina?

Il risveglio è un miracolo, uno stato di grazia che arriva senza preavviso; poi magari sparisce e forse ritorna, fino al momento, non si sa quando, in cui diventa finalmente stabile.

In bibliografia troverai i riferimenti per approfondire ma ora vorrei condividere alcune riflessioni sull'utilità dei Funghi Sacri in questo lavoro su di sé.

## I funghi per fare l'esperienza del risveglio

Anche per le esperienze coi funghi è utile creare delle categorie che ci aiutino ad analizzare la questione. Riprendo la stessa distinzione fatta per le categorie della musica, questa utile per determinare la qualità della cerimonia, mentre la categorizzazione delle esperienze ci serve per capire se stiamo sostenendo o meno il lavoro di auto osservazione:

- Esperienze senza qualità
- Esperienze di qualità
- Esperienze ispirate

Scartiamo le prime, sono quelle fatte senza un criterio, casuali e pericolose, "invece di bere una birra con gli amici stasera mi mangio un po' di funghi che mi ha regalato mio cugino". Da qui non viene fuori niente di buono, potenzialmente si otterranno solo problemi.

L'esperienza di qualità è quella che rispetta le regole del set & setting con la giusta dose, include esperienze di tanti tipi che possono anche essere belle e ricche di comprensioni importanti. Ma queste piccole o grandi illuminazioni rischiano di svanire appena scende l'effetto della magia dei funghi, dopo restano solo ricordi senza riferimenti utili da integrare e applicare nella vita di tutti i giorni. Ti ricordo l'importanza della terza fase della cerimonia, l'integrazione, trascurarla fa scomparire nel nulla le comprensioni ricevute così come un sogno dopo il risveglio.

Le esperienze ispirate si trovano più facilmente all'interno delle cerimonie. Se crei un tempo e uno spazio sacri - come per esempio descrivo in questa seconda parte del libro - allora sostieni il lavoro personale di auto osservazione che probabilmente stai già facendo nella vita quotidiana. Se usi i funghi in cerimonia per lavorare su te stesso puoi fare consapevolmente l'esperienza pratica di cosa sia questo momento magico di presenza nel qui e ora e di apertura del cuore. I funghi fanno spesso questo dono.

## Sapere cosa cercare per riconoscerlo

Se sai cosa stai cercando riesci a riconoscerlo, altrimenti diventa uno dei bei momenti "magici" che i funghi ti donano senza che tu riesca a coglierne l'essenza, a riconoscerlo per quello che è: uno stato di risveglio. Ricorda che quando l'effetto finisce ritorni al punto di partenza, la differenza ora è che sai che questo stato esiste perché lo hai sperimentato.

Con questa consapevolezza sai a cosa devi tendere nel tuo lavoro quotidiano fuori dallo spazio cerimoniale, ma devi renderti conto che il fungo non può fare il lavoro al posto tuo, non esistono scorciatoie al tuo impegno giorno dopo giorno. Quello stato magico durante l'esperienza puoi viverlo anche nella vita quotidiana ma devi conquistarlo con un costante lavoro di auto osservazione, cioè il lavoro su di sé.

## La presenza come lavoro principe su di sé

Il lavoro su di sé, quando avrai compreso cosa sia lo stato di presenza, è molto semplice ma nello stesso tempo difficile da fare. Si tratta di ricordarsi di stare in presenza durante la vita quotidiana, soprattutto nei momenti in cui provi emozioni, sia positive ma soprattutto negative, così come è successo a me - inconsapevolmente purtroppo - nel litigio con mia moglie.

Se sei presente mentre vivi un'emozione e riesci quindi a osservarla, la trasformi, anche solo un poco ma qualcosa cambia, avviene una trasformazione "alchemica" per cui una parte di quell'energia emotiva grezza e incontrollata diventa consapevolezza. La prossima volta che ti troverai a vivere quell'emozione non sarà più la stessa, un po' come nella fisica quantistica dove l'osservatore influenza e modifica quello che sta osservando. Se si riuscisse a restare in presenza costantemente non servirebbe fare nessun altro lavoro psicologico e neppure usare i funghi. La presenza costante ci mostra la nostra meccanicità, cioè l'addormentamento che ci fa agire in conseguenza a schemi psicologici automatici e inconsci.

Il problema è riuscire a ricordarsi di essere presenti. Solo chi si applica negli esercizi proposti da Brizzi nel libro "Risveglio" sa quanto è dura! Fare un esercizio di presenza che dura anche solo pochi minuti è un compito di una difficoltà incomprensibile per chi non l'ha mai provato, a conferma della potenza e forza di questo lavoro interiore.

Questo è il lavoro "principe" su sé stessi, ma riconosco che non è per niente facile; per aiutarmi nel percorso posso fare contemporaneamente altri lavori più semplici e specifici, così da attaccare da altri lati quello che ci continua a riportare nello stato di meccanicità e che rende così impegnativo mantenere lo stato di presenza.

Se si riuscisse a mantenere la presenza non ci servirebbe nient'altro per evolvere, ma in pratica ci serve tutto perché la meccanicità è difficile da scalzare. Nel frattempo che ci impegniamo negli esercizi di presenza vediamo cosa potremmo fare di complementare, quali sono i lavori che ci possono aiutare in questo percorso.

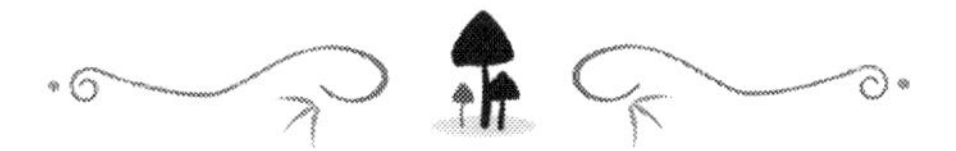

Restano ferme le precauzioni e le controindicazioni di cui parlo in tutta la prima parte del libro, ma se utilizzato bene e con attenzione il fungo può essere molto utile, può diventare il dito che indica la meta che ora riesci a vedere. Qui vorrei approfondire meglio la natura delle difficoltà, quelle che dopo l'esperienza magica ti riportano nell'identificazione con la personalità, nel cosiddetto ego.

## Il lavoro base di guarigione psicologica

Per fare un percorso spirituale bisognerebbe prima risolvere le questioni basiche dei problemi della personalità, altrimenti le questioni non risolte ti riporteranno sempre al punto di partenza, cioè dentro l'ego. Per cominciare è fondamentale guarire i rapporti con la mamma e il papà, è un passo cruciale che risolverebbe la maggior parte dei nostri problemi. Servirebbe un intero libro dedicato all'importanza dei rapporti con i nostri genitori, che ci hanno dato la vita e che rappresentano i nostri aspetti maschile e femminile. In questo testo non posso approfondire oltre ma credimi, se hai ancora problemi con mamma e papà non hai la possibilità di trovare la felicità dentro di te e risvegliarti.

Come fare? Nello specifico delle proprie radici - il rapporto con i genitori - c'è il lavoro con le Costellazioni Familiari, molto potente ma dolce, quindi accessibile a chiunque e senza controindicazioni, lo consiglio senza riserve. Ci sono numerosi altri percorsi psicoterapeutici molto utili, sia individuali che di gruppo, spesso sono indispensabili, se cerchi troverai sicuramente quello che va bene per te. Infine raccomando la pratica regolare e disciplinata della meditazione Vipassana, le cui istruzioni arrivano direttamente dal Buddha vissuto circa 2.700 anni fa.

La Vipassana è una pratica che aiuta ad acquietare la mente, a distaccarsi dal chiacchiericcio interno, a percepirsi come una presenza distinta dal continuo dialogo interiore che è sempre presente e fuori dal nostro controllo. La sua pratica costante e regolare ci aiuta a realizzare uno stato di presenza che è ben diverso dallo stato di ottundimento e sedazione che si ottiene con alcune tecniche di meditazione o con la recitazione di certi mantra.

Esistono mantra e tecniche di meditazione che hanno il solo scopo di tranquillizzare la mente e le emozioni; non aiutano a sostenere la presenza ma possono essere utili per un determinato periodo di tempo, come una medicina da assumere solo quando siamo in difficoltà. Il vero scopo della meditazione Vipassana è coltivare costantemente uno stato di presenza nel qui e ora, estendendolo progressivamente dal momento della pratica a tutta la vita quotidiana. È un lavoro che richiede costanza per molti anni, ma ne vale la pena. Attenzione, non devi meditare per ore ogni giorno, così tanto tempo potrebbe essere pericoloso, 20-30 minuti sono più che sufficienti e possono solo fare bene.

Il lavoro di pulizia e guarigione interiore potrebbe proseguire partecipando a cerimonie con l'ayahuasca, dove lo sciamano diventa il punto di riferimento per navigare nelle acque agitate delle nostre inconsapevolezze. Devi sapere che le cerimonie con la Pianta non sono adatte a tutti, valgono tutte le controindicazioni psicofisiche che ho descritto per i funghi e anche di più. Se non fossi adatto per fare esperienze con l'ayahuasca è meglio che eviti anche i funghi, ci sono sempre altre strade che puoi percorrere, consulta un bravo psicologo che ti aiuterà a trovare ciò che è più adatto a te.

Chi conosce l'ayahuasca sa, direttamente o indirettamente, che spesso si vomita e si sta molto male, cosa che invece difficilmente succede coi funghi. Questo non significa che i funghi siano più facili, anzi, per quanto possa sembrare strano ti garantisco che possono essere molto più temibili se hai ancora problemi psicologici di base da affrontare.

Semplifico: l'ayahuasca va bene se devi curare corpo e spirito, i funghi vanno bene per farti entrare profondamente dentro te stesso. Naturalmente curano anche i funghi e anche la pianta ti aiuta nel tuo percorso evolutivo, ma se sei ancora "complessato e problematico" non ti sarà facile affrontare te stesso coi funghi, è molto meglio con l'ayahuasca insieme all'aiuto di un bravo sciamano.

In questa cornice così definita - cioè hai sciolto le questioni psicologiche di base con il lavoro necessario, ricerca personale e spirituale in corso e motivazione ad agire - allora l'uso del fungo è uno strumento utile che aggiunge alla tua vita informazioni, comprensioni e intuizioni davvero preziose. Se non ci sono queste condizioni il fungo non farà mai il lavoro al posto tuo, ma potrebbe addirittura essere negativo e controproducente.

I funghi sono la pillola rossa per risvegliarsi?

I funghi, così come tutti i composti triptamminici, sono contemporaneamente strumenti e sostanze sacre, ma sono anche tutte le possibili definizioni nel mezzo:

- terapia psicologica e psichiatrica
- esplorazione della mente
- rituali sciamanici
- ricerca religiosa e spirituale

Ognuno di questi utilizzi è utile ma non è reale. In ognuno di questi utilizzi abbiamo sempre a che fare con un riflesso di noi stessi, per dirla semplice "sono io che faccio un'esperienza", siamo cioè in un'esperienza duale, quindi illusoria per definizione. Maya in azione.

I funghi sono semplicemente una pillola, se rossa o blu dipende da te.

## Oltre l'illusione

L'utilizzo più alto e straordinario di questa sostanza sacra avviene quando si riesce a trascendere la separazione duale e a fare l'esperienza diretta di essere Uno con Tutto, di essere pura Coscienza Consapevole e Infinita comprendendo che non esiste nient'altro che l'Amore. Questa è la meta ultima del percorso umano, tutto il resto sono tappe senza dubbio necessarie ma che a un certo punto devono essere trascese. Quando hai attraversato il fiume devi lasciare la barca.

Non c'è fretta ma neanche tempo da perdere, ogni scelta è importante ed è necessario ricordare che siamo su un lungo percorso, il cui fine è realizzare che esiste solo la Coscienza, cioè l'Illuminazione; per arrivare a identificarsi con il Sé c'è un passaggio obbligato: il Risveglio, la nostra prossima meta.

Possiamo lavorare per creare le migliori condizioni per svegliarci solo attraverso la pratica costante della Presenza, così renderemo anche meno improbabile la vincita della lotteria divina, cioè il risveglio improvviso e apparentemente casuale. I funghi sono un complemento utile per praticare la presenza in uno stato espanso di coscienza, che si può sostenere con un uso prettamente cerimoniale delle sostanze sacre.

Fai attenzione, non forzare mai, dopo ogni esperienza fai l'integrazione e lascia il tempo necessario tra un'esperienza e l'altra per sedimentare quello che hai compreso e praticarlo nella vita quotidiana. Forzare i tempi può causare danni irreparabili, il mondo è pieno di "fulminati", ricordalo.

**Riassumo:** funghi e ayahuasca sono strumenti utili e potenti, ma devono essere usati correttamente. Con l'ayahuasca ti aiuta lo sciamano mentre con i funghi sei da solo. Le esperienze coi funghi non sono sostitutive di un lavoro psicologico che ti aiuti a risolvere le questioni di base, se non a risolverle completamente almeno a riconoscerle. Finché sarai convinto che la causa di qualsiasi tuo problema sia esterna a te, ti invito fortemente a prendere in considerazione di fare un lavoro psicologico di base, solo dopo sarai pronto per l'uso delle sostanze enteogene. Pratica regolarmente gli esercizi di Presenza.

"L'esterno è interno" dice Draco Daatson, la realtà ci rimanda chi siamo. I funghi sono il dito che indica, non la meta.

# Epilogo

Durante questi mesi passati a scrivere - e riscrivere, specialmente dopo alcune cerimonie ricche di "consigli" da parte del fungo, ho continuato a esplorare l'argomento in tutti i modi. Ho letto, visto e rivisto innumerevoli video, ma soprattutto ho parlato di questo argomento con tante persone. Sono arrivato alla conclusione che i tempi sono maturi perché i funghi ritornino a essere lo strumento di crescita e guarigione già usati delle antiche tradizioni di tutto il mondo.

Qualche giorno fa un referendum ha decriminalizzato l'uso dei funghi magici a Denver, Colorado, una bella conferma nella direzione della completa riabilitazione dei funghi, ma spero solo che gestiscano bene la situazione, altrimenti ci sarà un passo indietro come è successo in Olanda, dove li hanno vietati. L'unica soluzione che vedo per evitare questo possibile passo indietro è informare bene le persone, perché la conoscenza impedisce di farsi male. Chiunque tocchi un funghetto dovrebbe studiare almeno i fondamenti della mia Guida Rapida!

Mi chiedo come sia possibile legalizzare i funghi evitando i problemi, che sono sostanzialmente l'assunzione nonostante le controindicazioni personali e senza il necessario set & setting. Le ricerche scientifiche in corso stanno scoprendo e mostrando le numerose e straordinarie qualità dei funghi, mentre scienziati e ricercatori in tutto il mondo chiedono ai governi di spostare i funghi in una tabella diversa da quella in cui sono adesso, in compagnia di cocaina ed eroina.

Questo potrebbe essere un buon passo avanti, ma per me non sarebbe completamente soddisfacente, infatti non vorrei che l'uso dei funghi fosse consentito solo in contesti medici e di ricerca scientifica. Io voglio poter usare responsabilmente i funghi senza dover rendere conto a nessuno se non alla mia coscienza. Ma come si potrebbe allargare questo diritto di utilizzo senza che nessuno si faccia male?

Una possibile soluzione sarebbe quella di rilasciare una patente, o una specie di licenza, che consenta a chi la ottiene di poterli usare liberamente. Per ottenere la licenza devo fare dei colloqui e sostenere un esame, così che sia attestato che so come usare i funghi senza causare danno a me stesso e agli altri. Valgono gli stessi criteri per l'acquisto e il trasporto di armi da fuoco, potrebbe essere un sistema valido anche per sostanze non pericolose ma non adatte a chiunque.

Se non causo danni a nessuno, perché mai dovrebbero impedirmi di usarli? Sono un libero cittadino, maggiorenne, perché mai dovrei rendere conto a qualcuno di quello che faccio? È frustrante ammettere che non siamo realmente liberi, ma la realtà è uno specchio in cui ci riflettiamo, quindi diamoci da fare, diffondiamo con l'esempio il desiderio di capire e di assumersi la responsabilità ciascuno della sua personale realtà.

Parlando con tante persone e cercando di essere semplice e chiaro, ho riassunto in una sola parola la prima e più importante caratteristica dei nostri funghetti, ed è una parola che ha profondamente senso per tutti gli esseri umani, quella parola magica che se fosse applicata cambierebbe istantaneamente le sorti della vita sul nostro pianeta.

## Riconnessione.

Il fungo è uno strumento naturale di riconnessione con tutto quello che c'è, cosa di cui tutti noi abbiamo molto bisogno, staccati come siamo dal nostro spirito, dalla natura e dagli altri esseri umani. Il fungo ti riconnette dentro e fuori, ti fa fare l'esperienza di essere parte del tutto, ti fa esperire l'Unità di cui tutto è fatto, tu compreso. Questa esperienza se integrata porta a profonde conseguenze su come ci relazioniamo con noi stessi e con la realtà, riconnetterci vuol dire muoversi sempre più verso l'armonia e la gioia, tutti insieme. Questa è la soluzione, i funghi magici sono fatti così per aiutarci a portare il Paradiso in Terra.

Mi sento molto frustrato, il momento è grave, il mondo rischia una terza guerra mondiale, le cause sono tutte riconducibili a una grave patologia mentale: il neoliberismo. Questo non è solo una dottrina economica, è soprattutto una grave forma di egoismo e separatismo. I funghi potrebbero aiutare a comprendere come le sorti di ciascuno siano legate a quelle di chiunque altro, la riconnessione è lo scopo e il senso di tutte le Piante Sacre. È diventato sempre più facile trovare i funghi magici ovunque nel mondo, sono convinto che non sia un caso. Gli aiuti sono ovunque intorno a noi, chi cerca trova. Ti auguro il meglio.

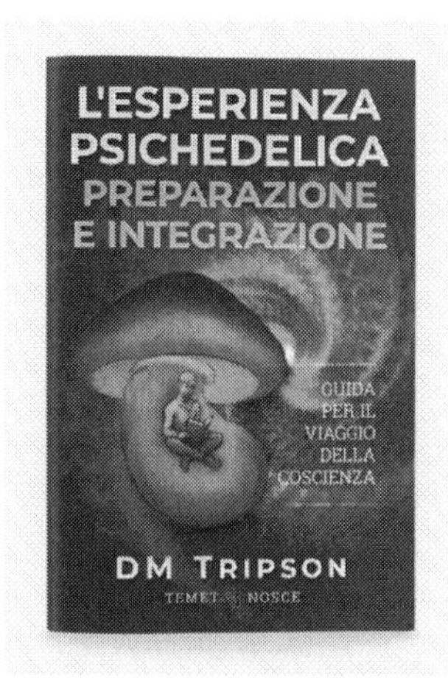


**Il 20 settembre 2021, dopo un anno e mezzo di lavoro, ho pubblicato il mio secondo libro, che completa questo che hai appena letto e chiude il cerchio del viaggio interiore.**

**Per ottenere il meglio dalla tua esperienza psichedelica, questa è la guida che non può mancare nella tua biblioteca.**

# Guida rapida

## Avvertenze necessarie e importanti

I cosiddetti funghi magici NON sono da assumere per uso ricreativo. Il divertimento e l'interazione con gli altri dopo avere assunto una dose modesta può essere un'esperienza molto difficile e impegnativa, di quelle che non avresti mai cercato se avessi saputo com'era. Ti invito a leggere, o rileggere, il libro se avessi dubbi su questa avvertenza: i funghi non sono una sostanza ricreativa che si assume per svago o passatempo.

Questa guida non è stata scritta per promuovere l'uso di sostanze psicoattive legali o illegali, l'intento è solo e soltanto la riduzione o eliminazione dei danni da assunzione fatta senza cognizione di causa.

Questa guida non incoraggia le attività illegali. Qualsiasi informazione fornita è solo per educazione e informazione. Questa guida non è destinata a sostituire la consulenza medica, la diagnosi o il trattamento professionale. Cerca sempre il consiglio del tuo medico o di un altro operatore sanitario qualificato per qualsiasi domanda tu possa avere riguardo una condizione medica.

Questa non è solo una dichiarazione obbligatoria come puoi immaginare, l'uso inconsapevole delle cosiddette sostanze allucinogene può essere molto pericoloso, oltre che vietato dalla legge. Nonostante i divieti sanciti dalla legge, molte persone violano le regole stabilite, questo è un dato di fatto di cui non si può non tenere conto.

L'essere umano trasgredisce leggi e regole da sempre. Consapevole di ciò, questo libro serve per informare e descrivere i rischi in cui si può incorrere, al fine di evitare danni o peggiori conseguenze per sé stessi e per gli altri.

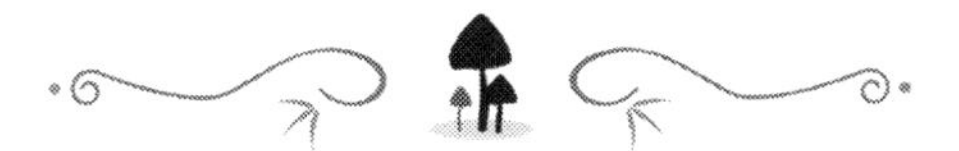

La Psilocina, il principio psicoattivo presente nei cosiddetti "Funghi Magici", è illegale in Italia, così come sono illegali tutte le sostanze che hanno una base triptamminica, quelle che includono nella loro struttura molecolare la DMT.

La N,N-dimetiltriptammina (N,N-DMT o DMT) è una triptammina psichedelica endogena, presente in molte piante e nel fluido cerebrospinale degli esseri umani, sintetizzata per la prima volta nel 1931.

Se una sostanza è illegale, allora il possesso, commercio e uso sono puniti dalla legge, e lo scrivente non può e non vuole in nessun modo sostenere o incentivare attività illegali.

L'ignoranza fa danni sempre. Questa guida rapida si propone di dare in forma sintetica tutte le informazioni utili per capire prima e bene se è il caso di assumere Funghi Psilocybe, e in caso affermativo sapere come e cosa fare e soprattutto non fare.

Le proibizioni troppo spesso sembrano fatte apposta per essere trasgredite, farlo fa parte dell'indomito spirito umano, ma anche la libertaria Olanda ha deciso di vietare i funghi magici nel 2008 dopo una morte - controversa - collegata all'utilizzo di questa sostanza.

"Funghi Magici" sembra un nome leggero e divertente, ed effettivamente l'esperienza può essere così, ma nello stesso modo può essere un'esperienza orribile, anche con serie conseguenze, quindi la prudenza è necessaria.

La conoscenza è potere, e salvezza aggiungo io.

Buona lettura!

## Raccomandazioni molto importanti

Non assumere prodotti che contengono psilocina - il principio attivo, ma anche le sostanze precorritrici come la psilocibina - se hai i seguenti problemi:

- soffri di ***epilessia***
- hai ***patologie cardiache***
- hai ***funzioni epatiche anormali***
- ***assumi farmaci*** in genere (in un capitolo apposta approfondisco il problema delle interazioni con i farmaci, ma in genere se assumi farmaci evita di assumere sostanze)
- hai ***problemi con l'alcol*** (alcol e psilocina sono nemici)
- hai ***dipendenze da droghe*** (solo la dipendenza da Cannabis non è critica)
- hai ***patologie psichiatriche***
- hai una diagnosi di disturbo della personalità - ***borderline*** - o situazioni cliniche più gravi
- sei ***emotivamente instabile***

- hai ***precedenti famigliari per disturbi psichiatrici***
- sei in ***gravidanza***
- stai ***assumendo farmaci con Inibitori MAO*** - **M**ono**A**mino-**O**ssidasi

Queste raccomandazioni sono essenziali, le sviluppo nel libro, ma se assumi psilocina senza osservare queste indicazioni rischi di farti molto male o perdere la vita. Detto così credo sia sufficientemente chiaro.

La Psilocina è assunta ingerendo i seguenti prodotti:

- Funghi magici
- Tartufi magici
- Psilocibina
- Psilacetina

***NOTA BENE:*** gli psichedelici sono una categoria a sé, non importa se hai esperienza di altre droghe, il fatto che tu possa reggere bene altre sostanze non è indicativo della tua sensibilità alla psilocina. Finché non l'avrai provata non potrai presumere nulla, te lo assicuro, quindi il primo passo è scoprire come rispondi a livello fisico e psicologico.

## Come fare?

Questo lo puoi scoprire in almeno tre esperienze, ma prima di passare alle dosi vediamo insieme l'importanza del Set & Setting, che precede la dose in ordine di importanza.

## Set & Setting

Questo paragrafo è molto importante, molto più di quello delle dosi. La traduzione letterale di set & setting è "il tuo stato psicofisico" e "il contesto ambientale", io li traduco più semplicemente in "come stai, con chi e dove".

***Come stai:*** devi essere in buone condizioni psicofisiche prima di iniziare, altrimenti è meglio rimandare, è facile portarsi stress e preoccupazioni dentro l'esperienza, ne risulterebbero ingigantiti ed è quindi meglio evitare.

***Con chi:*** fai l'esperienza insieme a qualcuno che possa aiutarti in caso di bisogno. Scegli qualcuno che abbia esperienza o un amico di cui ti fidi, non semplici conoscenti o peggio sconosciuti, altrimenti è molto facile pentirsene.

***Dove:*** è un posto confortevole, dove non sarai disturbato, dove puoi stare comodo e con un bagno accessibile. All'aperto solo nella bella stagione, ma anche lì attenzione ai pericoli ambientali e al rischio di contatto con gli altri in genere, perché non è facile interagire con persone che sono in uno stato di coscienza ordinario. In particolare io stimo Polizia e Carabinieri ma li evito quando sono in uno stato alterato di coscienza.

Se anche solo uno di questi tre punti non è soddisfatto, rimanda a un'occasione migliore, altrimenti rischi seri problemi. Qui devo essere breve e chiaro e non posso ripetere quanto vorrei, ma credimi, rispetta il set & setting se non vuoi problemi anche molto seri.

## La dose

*Per scoprire la tua sensibilità devi iniziare con una dose piccola, non c'è altro modo.*

Assumila rigorosamente a stomaco vuoto, quindi ultimo pasto leggero almeno 3 o 4 ore prima, sennò rischi di stare male.

Ti serve una bilancia digitale di precisione, pesare a occhio non va per niente bene, usare quella della cucina nemmeno. La bilancia adatta la trovi su Amazon a meno di 20 euro, sia con precisione al centesimo di grammo che al millesimo. Qui trovi quella che ho scelto io: **https://tinyurl.com/y5yrzhxl**

Ecco le dosi per la prima esperienza per ciascuna sostanza:

- **Funghi secchi:** 1 grammo
- **Tartufi freschi:** 4-5 grammi
- **Tartufi secchi:** 1,5 grammi
- **Psilacetina:** (4-AcO-DMT) 8-9 milligrammi

Per assumere funghi secchi e tartufi freschi è sufficiente masticarli bene e inghiottire, la psilacetina in polvere la metti in una capsula oppure direttamente in un goccio d'acqua - sapore amaro. Il tartufo secco deve essere macinato - con macinacaffè - altrimenti risulta impossibile da masticare, è durissimo; la polvere può essere assunta con acqua o con succo di limone, come descrivo nel libro a proposito del Lemon Tek.

L'effetto sale in circa mezz'ora, dura circa quattro ore dato che per la prima volta hai assunto una dose piccola, ma ricorda di considerare i tempi di ritorno alla realtà ordinaria come indicativi, sono valori molto soggettivi.

Non puoi riprendere la sostanza il giorno dopo, non farebbe nessun effetto perché dà subito tolleranza, devi lasciar passare almeno una settimana prima di poterla assumere nuovamente.

Dopo questa prima esperienza sai come reagisce il tuo corpo e la tua mente.

Quanta ne prendo la seconda volta? Vediamo quanto per ciascuna sostanza.

***Funghi secchi.*** È stata un'esperienza comunque intensa? Aumenta di circa 0,5 grammi, massimo uno, per arrivare a un grammo e mezzo, massimo due.

È stata un'esperienza leggera? Puoi pensare di aumentare di un grammo, massimo uno e mezzo, per arrivare quindi a due o due e mezzo.

Dopo la seconda potrai vedere come proseguire, se "reggi" bene allora la terza esperienza potrebbe essere con 3 grammi o 3,5 grammi, quantità di sicuro effetto, che ti darà ulteriori indicazioni sulla tua sensibilità e se e di quanto eventualmente incrementare.

Ricorda che 3,5 gr. è una dose di tutto rispetto, è sempre intensa, quindi perché rischiare e aumentare? Se vorrai aumentare ti invito prima a fare un bel po' di esperienze, set & setting sempre primi per importanza, più ancora della dose, ricordalo sempre.

***Tartufi freschi.*** Ripeto le stesse cose dei funghi, ma devi moltiplicare quelle quantità per quattro o cinque.

- Prima, circa 4 grammi, massimo 5.
- Seconda da 7,5 a 10 grammi circa.
- La terza puoi prendere l'intera bustina da 15 grammi, sempre che la tua sensibilità te lo consenta.

Puoi dividere approssimativamente in tre parti il contenuto della bustina per capire quanto sono 5 grammi, la bilancia di precisione in questo caso non è indispensabile.

***Tartufi secchi.*** Anche qui ripeto le stesse istruzioni dei funghi secchi, ma stavolta devi moltiplicare quelle quantità per 1,5.

- Prima, circa 1,5 grammi
- Seconda da 2,5 a 3,5 grammi circa.
- La terza puoi assumere 5 grammi secchi, con attenzione alla tua sensibilità.

In questo caso la bilancia di precisione è necessaria.

***Psilacetina.*** Bilancia indispensabile, che pesa i milligrammi.

- Prima dose 8-9 milligrammi
- Seconda 15 mg.
- La terza dipende dalla tua sensibilità. Se reggi bene prova 25 milligrammi, se invece sei molto sensibile, non superare i 20 mg.

La psilacetina viene assorbita più velocemente, quindi sale più in fretta e ha un picco più alto, ma la durata dell'esperienza è un po' più breve.

***Riassumo tutti i dosaggi per la prima volta:***

1 grammo di funghi secchi = 4-5 grammi di tartufi freschi = 1,5 grammi di tartufi secchi = 8-9 milligrammi di psilacetina.

Valori superiori li ottieni moltiplicando adeguatamente.

Per esempio 3 grammi di funghi secchi sono pari a 15 grammi di tartufi freschi, quasi 5 grammi di tartufi secchi e tra i 24 e i 27 milligrammi di psilacetina.

***Una nota per i funghi freschi:*** contengono circa il 90% di acqua, quindi 10 grammi freschi corrispondono a 1 grammo secco. Tara le quantità di conseguenza, fai attenzione e riduci un po', molti autori sostengono che l'effetto è un po' più forte se i funghi sono freschi, qui ho meno esperienza e mi limito a riportare per la tua sicurezza.

Durante l'esperienza spegni il telefono e non pensare di poter guidare auto o moto, ovviamente, ma neppure la bicicletta.

Puoi mangiare e bere durante l'esperienza? Frutta secca e acqua, niente alcol. Se mangi e bevi alimenti zuccherati diminuisce la sensazione di intensità del viaggio perché dai energia velocemente al corpo, ma non far conto di avere un tasto "pausa" per l'esperienza, quella si ferma solo quando finisce.

Nel libro leggi almeno il capitolo 5, dedicato al Bad Trip, ma se segui scrupolosamente le semplici istruzioni che ti ho dato, difficilmente avrai problemi.

## Riassunto

- Controindicazioni
- Sostanza
- Set & Setting
- Dose

se hai chiari questi punti sei a posto.

Non sopravvalutarti e non sottovalutare la sostanza.

Non guidare alcun mezzo, non impegnarti in attività potenzialmente pericolose che richiedano attenzione e concentrazione.

Ricorda che tutto ciò è vietato dalla legge, come puoi immaginare è opportuno che lo ripeta.

Se hai letto solo la Guida Rapida ma vuoi saperne di più su questo argomento affascinante, prosegui con la lettura del libro, altrimenti buon viaggio!

# Bibliografia

## Libri immancabili


***Thorwald Dethlefsen***
Il Destino come Scelta
*Edizioni Mediterranee*

***Carl Gustav Jung***
Ricordi, Sogni, Riflessioni
*BUR*

***E.J. Gold***
Libro Americano dei Morti
*Spazio Interiore*

***Yehuda Berg***
Il Potere della Kabbalah
*TEA*

***Yehuda Berg***
La Kabbalah e i 72 Nomi di Dio
*TEA*

***Cesare Boni***
Dove va l'Anima dopo la Morte?
*Elvetica Edizioni*

***Fred Hageneder***
Lo Spirito degli Alberi
*Edizioni Crisalide*

***Drunvalo Melchizedek***
L'Antico Segreto del Fiore della Vita - Prima Parte
*Macro Edizioni*

***Joe Vitale con Ihaleakala Hew Len***
Zero Limits
*Edizioni Il Punto d'Incontro*

## Libri sulla Presenza e sul Risveglio

***Salvatore Brizzi***
- Officina Alkemica
- La Porta del Mago
- Risveglio

*Questi tre libri sono fondamentali.*

Consiglio senza riserve tutti quelli che Brizzi ha scritto, in particolare:
- Il libro di Draco Daatson
- Il libro di Draco Daatson - il Regno del Fuoco
- Come la pioggia prima di cadere: appunti di non-dualità
- Risvegliare la macchina biologica per utilizzarla come strumento magico

*Alcuni sono editi da Anima Edizioni, altri da Antipodi Edizioni, la casa editrice dell'autore.*

***Steve Taylor***
Il Salto
*Antipodi Edizioni*

***Robert Earl Burton***
Il Ricordo di Sé
*Ubaldini Editore*

***Joe Vitale***
Corso di Risveglio
*Il Punto d'Incontro*

***Eckhart Tolle***
Il Potere di Adesso
*Armenia*

## Libri sugli Stati di Coscienza

***Graham Hancock***
Sciamani
*TEA*

***Carlos Castaneda***
Consiglio tutti i libri che ha scritto.

***Ervin Laszlo - Stanislav Grof - Peter Russel***
La Rivoluzione della Coscienza - Dialogo Transatlantico
*Spazio Interiore*

***Julian Palmer***
Frammenti di un Insegnamento Psichedelico
*Spazio Interiore*

***Rupert Sheldrake, Terence Mckenna, Ralph Abraham***
La Mente Evolutiva
*Edizioni Tlön*

***Rick Strassman***
DMT: La Molecola dello Spirito
*Spazio Interiore*

***Aldous Huxley***
Le Porte della Percezione
Paradiso e Inferno
*Mondadori*

***Aldous Huxley***
Moksha. Scritti sulla psichedelia e sull'esperienza della visione
*Mondadori*

## Libri di Teosofia

***Annie Besant***
Sapienza Antica
*Libraio editore*

***Annie Besant e Charles W. Leadbeater***
L'Uomo, Origini ed Evoluzione - L'uomo donde viene e dove va
*Marco Valerio Editore*

***Arthur E. Powell***

- Il Doppio Eterico
- Il Corpo Astrale
- Il Corpo Mentale
- Il Corpo Causale
- Il Sistema Solare

Sono editi da *Macro Edizioni*, tranne il Sistema Solare, da tempo in attesa di ristampa, qualche volta si trova usato, se lo trovi acquistalo, è un libro speciale.

***Alice A. Bailey***
Il Trattato di Magia Bianca
*Il Libraio delle Stelle*

Una nota su questo testo: senza la partecipazione ai seminari di Salvatore Brizzi risulta di difficile comprensione, ma è un testo prezioso.

***Alice A. Bailey***
Dall'Intelletto all'Intuizione
*Il Libraio delle Stelle*

## Libri Consigliati

***Dan Millman***
Le Leggi dello Spirito
*Antipodi Edizioni*

***Jon Gordon***
The Carpenter
*Antipodi Edizioni*

***Virginio De Maio***
Filmatrix
*Uno Editori*

***Italo Pentimalli - J.L. Marshall***
Il Potere del Cervello Quantico
*Uno Editori*

***Bruce H. Lipton***
La Biologia delle Credenze
*Macro Edizioni*

***Dan Millman***
La Via del Guerriero di Pace
*Il Punto d'Incontro*

***P.D. Ouspensky***
Frammenti di un Insegnamento Sconosciuto
*Astrolabio*

***Georges I. Gurdjieff***
Vedute sul Mondo Reale
*Neri Pozza*

***Tony Buzan e Barry Buzan***
Mappc Mentali
*Alessio Roberti Editore*

Infine una sorpresa un po' nascosta, un regalo speciale solo per te che sei arrivato a leggere fino in fondo.

Scrivimi a questo indirizzo email:
mushrooms.circle@gmail.com

Ti invierò la lista dei brani delle mie playlist musicali, quelle che ho selezionato in questi anni. Sono oltre 11 ore di musiche ispirate, divise in 4 playlist. Nella mail ti darò le istruzioni precise. Non posso inviarti i file musicali per ovvie questioni di diritti di autore, ma risparmierai tanto tempo nella ricerca e potrai goderne in tempi brevi. Devo confessarti che sono un po' geloso della mia selezione, ho impiegato anni a comporla, difficile credere quante volte l'ho messa alla prova; ma non posso non condividere con te l'effetto straordinario che produce la musica ispirata, diventa un portale che ti trasporta in dimensioni ineffabili. Un amico mi ha detto che mentre ascoltava gli si sono spalancati dentro interi universi, e io concordo appieno con lui.

Come rimanere in contatto e avere informazioni.

***Facebook:*** sto valutando se aprire una pagina autore e un gruppo chiuso, in cui poter approfondire e discutere i temi trattati in questo libro. Se sei interessato tieni d'occhio Facebook, oppure scrivimi e ti farò sapere.

***Organizzazione di esperienze:*** scrivimi se vuoi partecipare a un ritiro in Olanda con il supporto della lingua italiana, organizzerò presto.

***Sito web:*** ho registrato il dominio www.shroomcircle.com e potrebbe essere alternativo o complementare alla presenza su Facebook, così come il riferimento per fare esperienze in un contesto legale e sicuro. Valuterò gli eventuali sviluppi e deciderò qual è la soluzione migliore.

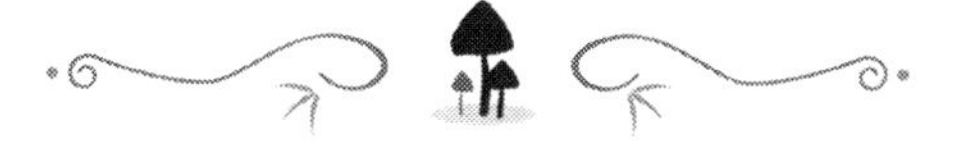

Infine: se hai apprezzato il libro mi lasci la tua migliore recensione sul sito dove lo hai acquistato? Se invece non lo hai apprezzato, scrivimi e dimmi perché, la tua critica potrebbe essere preziosa e magari contribuirai a migliorare la prossima edizione di questo libro, con i miei ringraziamenti.

Contribuisci a diffondere la cultura dell'uso consapevole di questi doni della natura. Se usando i funghi in modo informato e responsabile nessuno si farà male, magari anche in Italia si potrà arrivare a ***decriminalizzare la natura***, come hanno cominciato a fare negli Stati Uniti. Dopo la prima rivoluzione dei funghi magici iniziata a Denver, Oakland ha fatto un ulteriore passo avanti decriminalizzando tutti questi principi attivi:

- psilocibina - contenuta nei funghi magici
- mescalina - contenuta nei cactus, come il peyote e il san pedro
- ibogaina - contenuta nell'iboga
- DMT contenuta nelle piante - per esempio nell'ayahuasca

Coraggiosi pionieri hanno lottato per anni per ottenere questi risultati e infine ci sono riusciti, sono grato per il loro impegno, stanno creando un precedente importante. Ognuno può fare la sua parte assumendosi la responsabilità di un uso consapevole, ampliando sempre più la sua zona di comfort (e di coscienza) ma senza mai mettersi in pericolo.

Questo libro ha lo scopo di informare: se pensi che ci sia riuscito fallo sapere a chi pensi possa apprezzarlo, e lasciami una tua recensione.

Grazie. Ti auguro ogni bene.

Printed by Amazon Italia Logistica S.r.l.
Torrazza Piemonte (TO), Italy